DU

CHLORAL HYDRATÉ

Étude chimique, physiologique et thérapeutique.

OUVRAGE DU MÊME AUTEUR

Etude chimico-physiologique sur la cantharidine

DU

CHLORAL HYDRATÉ

ÉTUDE CHIMIQUE, PHYSIOLOGIQUE ET THÉRAPEUTIQUE

PAR

Le Dr L. LISSONDE,
Pharmacien de 1re classe,
Ex-pharmacien interne des hôpitaux de Paris.

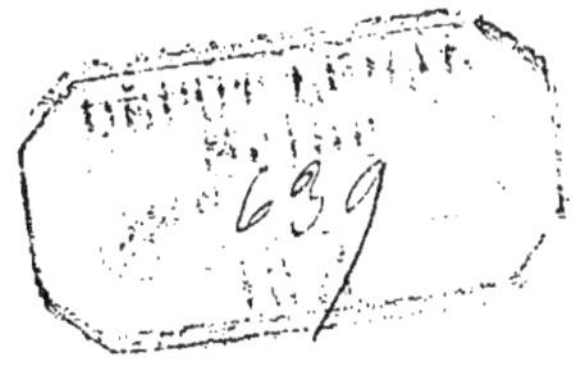

PARIS
ADRIEN DELAHAYE, LIBRAIRE-ÉDITEUR
PLACE DE L'ÉCOLE-DE-MÉDECINE
—
1874

INTRODUCTION.

L'éther et le chloroforme régnaient en souverains comme agents d'anesthésie et d'hypnotisme, lorsqu'en 1869, le Dr O. Liebreich vint communiquer au monde scientifique le résultat de ses recherches sur le chloral.

Ce corps était déjà connu; découvert par J. Liebig en 1831, l'illustre Dumas en avait depuis fixé la composition chimique; mais il se trouvait perdu, comme oublié au fond des laboratoires, simple objet de curiosité pour les savants.

A Liebreich revient l'honneur d'avoir le premier enrichi la thérapeutique d'un agent nouveau, précieux par ses effets, puissant par son action, qui donne le sommeil et l'insensibilité. Repoussant les vieilles traditions, rompant avec l'empirisme, il se demanda si les substances introduites dans l'économie se transformaient en leurs produits de dédoublement, ou bien si elles arrivaient d'emblée à leur degré ultime d'oxydation : « Une question fondamentale, dit-il, dans toute recherche sur les agents thérapeutiques est de savoir si une substance, avant d'arriver à l'oxydation complète, est dédoublée dans l'organisme en produits de décomposition : pour examiner la question, j'ai choisi des substances dont le produit de décomposition exerce sur l'organisme un effet bien connu : ce sont le chloral, l'acide trichloracétique et ses sels. » Ces quelques lignes constituent tout un vaste programme; c'est sous cette heureuse inspiration, en poursuivant cette idée de mécanique chimique, en recherchant des composés propres à ses expériences, que Liebreich retira le chloral de l'oubli, et qu'il lui fut donné d'en produire au grand jour les salutaires et remarquables effets.

Que de matériaux gisent ainsi ignorés, épars dans l'immense domaine de la chimie organique et qui pourraient être utiles? Que de corps, dont un examen attentif révélerait l'application médicale! Rien n'est aussi plein d'attrait en chimie que la connaissance des lois de formation et de décomposition des corps, que l'étude des produits de dédoublement. Avec un nombre très-limité d'éléments, qu'elle groupe ou dissocie à volonté, la nature semble se jouer de la matière qu'elle façonne d'une infinité de manières, pour la montrer à nos yeux sous tous les états, douée de merveilleuses propriétés.

L'introduction dans l'organisme vivant d'un composé chimique, susceptible de transformation, soulève une foule de problèmes complexes, qu'il est souvent difficile de résoudre. Comment suivre dans sa course la substance en expérimentation? Que devient-elle au contact des fluides actifs de l'économie animale?

La synthèse et l'analyse, ont éclairci déjà plus d'un mystère, soulevé plus d'un voile, et reproduit artificiellement quelques-unes de ces métamorphoses au sein du laboratoire ; là doit être, en effet, la première épreuve offerte à la substance en expérimentation, le lit du malade sera la seconde et servira de contrôle : par cette voie nouvelle, le hasard sera peu de chose, et, dégagée des entraves de la routine, la science marchera d'un pas sûr et rapide à la recherche de l'inconnu.

Dès son apparition, le chloral fit grand bruit : l'autorité du nom qui le présentait, ses propriétés remarquables, la théorie de son action sur l'organisme, devaient le recommander au chimiste, au médecin : en peu de temps, on vit surgir une foule de travaux originaux, les uns pour, les autres contre les idées de Liebreich.

Réunir les documents épars qui ont trait à l'histoire du chloral, les analyser, les condenser, les présenter dans un ordre méthodique et régulier, tel a été l'un de mes premiers soins; j'ai vérifié aussi dans le laboratoire la plupart des faits énoncés, et mes recherches personnelles ont eu souvent pour but d'élucider un point obscur, et parfois pour résultat de constater des phénomènes nouveaux.

Dans la partie chimique, j'ai cru devoir insister sur les divers modes de préparation du chloral, sur les conditions de pureté qu'il doit offrir pour l'usage médical, sur son dosage et sur les diverses réactions qu'il présente.

En physiologie, j'ai examiné avec la plus grande attention les théories en présence, et, me ralliant à celle du dédoublement émise par Liebreich, j'ai cependant posé certaines réserves quant au mode d'action du chloral sur l'organisme.

Enfin, en thérapeutique, en clinique comme en obstétrique, j'ai encore ajouté certains faits et quelques observations nouvelles à celles qui existaient déjà.

Puisse ce travail, cette sorte de monographie, servir de jalon pour la connaissance plus complète d'un agent thérapeutique dont la nature, le mode d'action et les effets sont encore l'objet de nombreuses controverses.

En terminant ce court exposé de mon travail, qu'il me soit permis de remercier M. le Dr Byasson, dont les savants conseils m'ont été si utiles, au milieu des difficultés que j'ai rencontrées en poursuivant mes recherches, et dont la bienveillance ne m'a jamais fait défaut.

Je le prie d'agréer ce faible hommage de ma reconnaissance et de ma sincere amitié.

DU

CHLORAL HYDRATÉ

Etude chimique, physiologique et thérapeutique.

CHAPITRE I.

Histoire chimique du chloral.

Historique. — En 1831, J. Liebig obtint pour la première fois le chloral, en dirigeant un courant de chlore sec sur l'alcool absolu ; en 1832, il fit part de ses recherches dans un opuscule intitulé : « *Combinaisons produites par l'action du chlore sur l'alcool, l'éther, le gaz oléfiant l'esprit acétique,* » travail remarquable, digne de son auteur qui écrivait alors : « Je chercherai à faire voir dans ce qui va suivre que, dans la complète décomposition de l'alcool, le chlore se sépare de l'hydrogène et le remplace; il se forme une combinaison de chlore, de carbone et d'oxygène que j'appelerai chloral, faute d'un nom plus convenable. »

Les résultats obtenus par Liebig se trouvaient cependant entachés d'erreur, car, pour lui, l'hydrogène n'entrait en rien dans la constitution du chloral; son procédé d'ailleurs est long, et le produit qu'il donne est toujours souillé d'impuretés dont il est fort difficile de le débarrasser ensuite.

Dumas vint, deux ans après, en 1834, établir la composition chimique du chloral, et indiquer un mode nouveau de préparation. Il lui assigna sa véritable formule ($C^4HCl^3O^2$), et, rapprochant plus tard, quant à leur action sur l'économie animale, le chloral et le chloroforme, il écrivit : « Deux substances voisines qui, à « l'époque de leur découverte, ont été l'objet de bien « sérieuses études dans le pur intérêt de la science « abstraite et des théories chimiques, ont pris place « parmi les plus précieux agents de la thérapeutique, « le chloroforme pour la chirurgie, le chloral pour la « médecine. »

Parmi les chimistes qui se sont ensuite occupés de cette étude, on trouve MM. Regnault, Stædeler, Kékulé, H. Koop, Wurtz, Roussin, Personne et Byasson.

L'alcool n'est pas la seule substance qui puisse fournir du chloral par l'action du chlore : on l'obtiendra encore en faisant agir ce gaz dans certaines conditions sur des matières organiques facilement oxydables, telles que l'amidon, le sucre, etc.

Il se forme tout d'abord des produits intermédiaires, et l'action du chlore se continuant jusqu'à saturation, on a une série de termes de substitution dont l'un des plus remarquables est le chloral ($C^4HCl^3O^2$).

1re action $\underbrace{C^4H^6O^2}_{\text{Alcool}} + \underbrace{2Cl.}_{\text{chlore}} = \underbrace{C^4H^4O^2}_{\text{aldéhyde}} + \underbrace{2HCl}_{\text{ac. chlorhydr.}}$

2e action $\underbrace{C^4H^4O^2}_{\text{Aldéhyde}} + \underbrace{6Cl}_{\text{chlore}} = \underbrace{C^4HCl^3O^2}_{\text{chloral}} + \underbrace{3HCl}_{\text{ac. chlorhydr.}}$

En comparant ces deux équations chimiques, purement théoriques, il est facile de voir que l'aldéhyde et le chloral possèdent une formule identique, ce dernier corps pouvant être considéré comme de l'aldéhyde trichloré, de même que, dans la série du formène, le chloroforme représente du formène trichloré; c'est-à-dire le carbure générateur dans lequel trois équivalents de chlore ont pris la place de trois équivalents d'hydrogène.

Quelques chimistes, entre autres M. le professeur Wurtz, aiment mieux considérer le chloral, comme de l'hydrure de trichloracétyle : en effet, dans l'école unitaire, l'aldéhyde, rapporté au type hydrogène $\left(\begin{matrix}H\\H\end{matrix}\right)$, représente de l'hydrure d'acétyle $C^4 \begin{matrix}H^3\\H\end{matrix} \Big| O^2$. M. Wurtz, qui a tout particulièrement étudié l'action du chlore sur l'aldéhyde, n'a pu par ce moyen reproduire du chloral; il n'a obtenu que du chlorure d'acétyle et du chlorure d'acétyle monochloré (1) (2).

De son côté, M. Personne, pharmacien en chef de la Pitié, a pu régénérer l'aldéhyde, au moyen du chloral, et cela en le soumettant à l'action de l'hydrogène naissant; le chlore est chassé, et il se forme de l'aldéhyde : c'est là une ingénieuse application du procédé de Melsens qui a pu ainsi revenir de l'acide trichloracétique à l'acide acétique :

(1) Wurtz et Vogt, Comptes-rendus, 777, mars 1872.
(2) Ann. chim., t. 23.

$$\underbrace{C^4HCl^3O^2}_{\text{Chloral}} + 6H = \underbrace{C^4H^4O^2}_{\text{aldehyde}} + 3\,HCl$$

$$\underbrace{C^4HCl^3O^4}_{\text{Ac. trichloracétiq.}} + 6H = \underbrace{C^4H^4O^4}_{\text{ac. acétique}} + 3\,HCl$$

Quoi qu'il en soit, nous laisserons à d'autres plus autorisés le soin d'approfondir cette partie intéressante de la constitution chimique du chloral : entrer dans de plus amples détails serait nous écarter du but que nous nous sommes proposé.

J'ajouterai encore que c'est par abréviation de langage, mais assurément à tort, qu'on désigne sous le nom de chloral la substance actuellement employée en thérapeutique; ce corps blanc cristallisé n'est que l'hydrate du chloral anhydre; ils se distinguent tous deux par quelques particularités dans leurs propriétés générales et aussi par les formules : l'un s'écrit $C^4HCl^3O^2$, l'autre $C^4HCl^3O^2$ (2HO), c'est l'hydrate. Ce dernier composé est à peu près le seul employé dans la pratique médicale ;cependant je ne saurais tout à fait passer sous silence le chloral anhydre, objet de la découverte de Liebig; je vais en esquisser à grands traits les principaux caractères.

1° *Chloral anhydre.* — C'est un liquide très-fluide, incolore, gras au toucher, d'une saveur âcre et piquante, d'une odeur vive, qui provoque la toux et le larmoiement. Il bout et distille sans altération à 94° (Dumas), 95°6 (Kopp); sa densité est de 1,51 à 0°, et de 1,502 à 18° (Kopp); celle de sa vapeur 5,13.

Ce corps dissout le brome, l'iode, le soufre, le phosphore, surtout à chaud; très-avide d'eau, il se combine en produisant une forte élévation de température pour former un hydrate solide par la fixation de deux équivalents d'eau : ($C^4HCl^3O^2$,2 (HO).)

Traité par les alcalis, même faibles, il se dédouble en chloroforme et en formiate alcalin : cette réaction est précédée de l'hydratation préalable du chloral anhydre :

$$\underbrace{C^4HCl^3O^2}_{\text{Chloral}} + \underbrace{NaO,HO}_{\text{soude}} = \underbrace{C^2HCl^3}_{\text{chloroforme}} + \underbrace{C^2HO^3NaO}_{\text{formiate de soude}}$$

Mis au contact d'une solution d'alcoolate de soude (Kékulé), le chloral se dédouble encore et donne du chloroforme et de l'éther formique :

$$\underbrace{C^4HCl^3O^2}_{\text{Chloral}} + \underbrace{C^4H^6O^2}_{\text{alcool}} = \underbrace{C^2HCl^3}_{\text{chloroforme}} + \underbrace{C^6H^6O^4}_{\text{éther formiq.}}$$

Traité par l'acide nitrique fumant, il s'oxyde et se change en acide trichloracétique (Kolbe); Kékulé dit que, par une longue ébullition des corps en présence, on obtient dans cette réaction de la chloropicrine et de l'acide formique :

$$\underbrace{C^4HCl^3O^2}_{\text{Chloral}} + \underbrace{AzO^5HO}_{\text{ac. azotique}} = \underbrace{C^2\,(AzO^4)\,Cl^3}_{\text{chloropicrine}} + \underbrace{C^2HO^3HO}_{\text{ac. formique}}$$

Métachloral. — Sous ce nom on désigne encore une forme particulière du chloral anhydre qui devient solide, insoluble, en passant par l'état gélatineux : son aspect rappelle alors celui de la porcelaine blanche.

Pour l'obtenir, il suffit de chauffer le chloral anhydre dans un tube scellé à la lampe; la même action a lieu quand on le traite par l'acide sulfurique qui ne l'attaque pas.

Liebig avait noté cette curieuse transformation, et, tout en lui donnant le nom de chloral insoluble, il lui accordait cependant une formule distincte : c'est M. Regnault qui lui a donné le nom de Métachloral.

C'est un corps solide, insoluble dans l'eau, l'éther et l'alcool; sa poudre, par son aspect, rappelle assez celle du camphre, et elle a été l'objet de quelques essais thérapeutiques ; son odeur est moins forte que celle du chloral, et comme lui c'est un violent caustique.

M. Personne a établi que le métachloral jouit sensiblement des mêmes propriétés que l'hydrate, mais son action lui a cependant paru plus lente et moins énergique.

M. Regnault a fait observer que, si l'on chauffe le métachloral vers 200° ou 220°, on reproduit son générateur, le chloral anhydre : l'expérience, d'ailleurs, est facile à faire. On prend un tube en verre épais, recourbé en U et fermé : par l'élévation de la température, le chloral solide distille et se condense dans l'autre branche.

Il est encore un isomère du chloral qu'on désigne sous le nom de *parachloralide* ($C^{12}HCl^{3}O^{2},2\,(HO)$:) on l'obtient en dirigeant un courant de chlore sec sur de l'esprit de bois absolu jusqu'à saturation.

$$\underbrace{2(C^4H^4O^4)}_{\text{Ac. acétique}} + 8Cl = \underbrace{C^8HCl^8O^2}_{\text{parachloralide}} + 2HO + 5HCl$$

Mais ces composés chimiques ne doivent pas nous arrêter plus longtemps; nous arrivons à l'étude de l'hydrate de chloral, de ce corps remarquable par ses propriétés physiologiques, et qui a été spécialement l'objet de nos recherches.

HYDRATE DE CHLORAL.

Sa formule est $C^4HCl^3O^2,2\,(HO)$: c'est un composé solide, blanc, cristallisé, onctueux et gras au toucher, d'une odeur vive et pénétrante, qui rappelle assez celle du melon. Il est déliquescent; l'exhalation cutanée suffit pour en dissoudre quelques parties. Sa saveur est âcre et brûlante; appliqué sur les muqueuses ou sur un muscle mis à nu, il agit comme un violent caustique et désorganise les tissus en formant eschare; il attaque aussi le liége, le papier, le caoutchouc à chaud et même à froid avec le temps; pur, il est sans action sur les métaux et se conserve très-bien dans une feuille de plomb.

Ce corps est très-soluble dans l'eau, l'alcool, la glycérine, l'éther et le chloroforme. — Il fond vers 46°, bout à 97°. Sa densité est : 1,57. Comme je l'ai dit en parlant du chloral anhydre, la formation de l'hydrate se fait avec une grande élévation de température, et la cristallisation commence par le refroidissement.

Dans le commerce, on le trouve en plaques opaques, très-blanc quand il est pur, ayant un aspect saccharoïde dû à l'enchevêtrement d'une foule de petits cristaux soyeux : sa tension de vapeur est grande, et, enfermé dans un bocal, il se sublime lentement, comme du camphre, en deposant de fines aiguilles sur les parois du vase. D'après Dumas, sa composition serait : 1 vol. de chloral anhydre, 1 vol. d'eau, et sa formule montre que sa composition centésimale peut être exprimée par les chiffres suivants :

Chloral anhydre 89,124 Eau 10,876.

ou bien que 100 grammes de chloral anhydre se combinent à 12 grammes 203 d'eau pour former l'hydrate.

En examinant les cristaux du chloral, on en reconnaît bientôt deux sortes : les uns sont des prismes à quatre pans, les autres affectent la forme rhombique. Devant ce fait, une question se pose aussitôt : le chloral est-il un corps dimorphe, ou bien cette différence dans la cristallisation tient-elle à des degrés distincts d'hydratation ?

A ce sujet, M. Byasson, qui paraît avoir le premier observé ce curieux phénomène, s'exprime ainsi : « Le dosage de la proportion d'eau fait à plusieurs reprises nous donne pour la variété rhombique un chiffre légèrement plus élevé, mais qui ne correspond pas à une formule précise; il est vrai que ce dosage, fait au moyen de l'acide sulfurique concentré, n'est pas d'une exactitude suffisante, parce que cet acide attaque toujours un peu le chloral. Cependant, lorsqu'on a fait cristalliser une solution aqueuse concentrée d'hydrate de chloral faite dans les proportions suivantes : hydrate 100, eau 25, voici ce que l'on remarque : formation de cristaux rhombiques d'abord, sur lesquels viennent s'implanter des cristaux prismatiques; si l'on sépare ces derniers après avoir égoutté la liqueur mère et si on veut les dessécher, on y réussit rarement. Ces cristaux prismatiques se désagrégent, et, en plaçant un cristal sur le porte-objet du microscope, on peut suivre cette transformation.

« Les cristaux rhombiques d'hydrate de chloral offrent souvent sur leurs faces des stries parallèles et régulières que l'on croirait formées, à un grossissement un peu considérable, de prismes très-fins, juxtaposés, présentant une arète parallèle à la face du rhombe sur laquelle ils sont disposés.

« Le point de fusion de la variété rhomboédrique est de deux degrés plus élevé. Tels sont les faits que nous avons observés, et qui demandent une étude minutieuse pour trancher la question du dimorphisme. »

Comme le chloral anhydre, l'hydrate se dédouble en présence des alcalis, d'après l'équation :

$$\underbrace{(C^4HCl^3O^2,(2HO))}_{\text{Chloral hyd.}} + NaO,HO = \underbrace{C^2HCl^3}_{\text{chloroforme}} + \underbrace{NaO,C^2HO^3}_{\text{formiate soude}} + 2HO$$

On peut voir, par la formule, que l'hydrate de chloral renferme exactement les éléments du chloroforme et de l'acide formique. Cette réaction, qu'il est si facile de reproduire dans le laboratoire, est très-importante à connaître, car elle est comme la base sur laquelle s'appuie toute la théorie chimico-physiologique de Liebreich; je dois dire, en outre, que, si elle est évidente lorsqu'on emploie les alcalis caustiques ou les carbonates alcalins, il n'en est plus ainsi lorsqu'on fait usage des composés plus faibles, tels que les bicarbonates. Dans ce cas, il faut avoir recours à des procédés plus précis d'analyse pour établir ce fait, mis en doute par certains auteurs, à savoir que les bicarbonates alcalins et certains composés organiques, tels que le sang, l'albumine, déterminent aussi le dédoublement moléculaire du chloral; nous montrerons bientôt que cette réaction a lieu non-seulement, dans les laboratoires mais encore au sein même de l'économie, au contact du sang.

L'action des alcalis sur le chloral peut se résumer ainsi:

1° Avec la soude et la potasse caustique, la réaction est instantanée à froid; la formation du chloroforme est évidente;

2° Avec les carbonates, même résultat, mais déjà l'action est bien moins intense;

3° Avec les bicarbonates alcalins, la réaction est lente et graduelle, et demande, à froid surtout, un certain temps pour se produire; l'élévation de la température la favorise, et le dégagement du chloroforme formé se fait avec d'autant plus de facilité qu'on approche de son point d'ébullition, par l'augmentation de tension de sa vapeur.

Si l'on mélange deux solutions assez concentrées, au 10e, par exemple, l'une de chloral, l'autre de bicarbonate de soude, par une température d'environ 36°, voici ce que l'on observe : peu à peu la liqueur se trouble et devient opaline, phénomène dû au dégagement du chloroforme, et à son extrême division; son odeur se fait en même temps sentir.

Un procédé, plus sûr et plus scientifique encore, consiste, toujours dans le but de démontrer ce dédoublement, à faire usage de l'appareil à analyse organique, modifié pour la circonstance, comme je l'indiquerai plus loin. Les résultats fournis par l'expérimentation ne laissent plus aucun doute, et par la seule action du chlore sur le nitrate d'argent on parvient à faire voir que non-seulement les bicarbonates, mais encore l'albumine et le sang opèrent le dédoublement moléculaire du chloral en ses deux facteurs chimiques : le chloroforme et l'acide formique.

Ce point établi, il était intéressant de savoir si cette réaction pouvait se produire autrement que par les alcalis, et M. Byasson a pu l'obtenir encore (Comptes-rendus, Institut, 1873), par l'action combinée de la glycérine et de la chaleur.

Je dirai enfin que traité par un oxydant énergique tel que l'acide nitrique, le chloral fixe deux molécules d'oxygène pour donner naissance à un corps nouveau, l'acide trichloracétique $C^4HCl^3O^4$.

Parmi les propriétés de l'hydrate de chloral, il en est encore une fort remarquable, qui se trouve signalée pour la première fois dans le travail de MM. Byasson et Follet; je veux parler de son pouvoir antifermentescible : « Le chloral s'oppose longtemps à la fermentation alcoolique : pour le prouver, on dispose dans deux vases une solution de sucre dans laquelle on sème de la levûre de bière ; on fait dissoudre dans l'eau de l'hydrate de chloral dans la proportion de 1 0/0 de liquide ; la fermentation ne s'est produite dans ce dernier que dix-sept jours après le premier » (1).

MM. Dujardin-Beaumetz et Hirne (2) ont plus tard fait connaître une intéressante série de recherches tentées dans le but d'établir les propriétés antiputrides et antifermentescibles du chloral. Les expériences faites sur l'acide quinique impur, l'albumine, le lait, l'urine et la chair musculaire, ont été concluantes ; toutefois, l'action de la levûre de bière leur a paru ne pas être influencée par l'intervention du chloral.

Les résultats que j'ai obtenus permettent cependant de croire le contraire, et je puis affirmer que la levûre de bière n'échappe pas à cette puissance antifermentescible du chloral.

Pour le démontrer, je préparai une liqueur mère, sucrée, qui fut ensuite uniformément répartie dans cinq vases à large ouverture, et dans chacun d'eux,

(1) 1871. Etude sur l'hydrate de chloral, p. 17.
(2) 1873. Mai 27, Union médicale.

j'ajoutai de la levûre de bière et du chloral en quantité variable, sauf toutefois dans le dernier, qui ne reçut que de la levûre, afin de bien constater la fermentation, et, par suite, l'influence qu'exerçait le chloral sur le contenu des autres vases, qui furent placés dans les meilleures conditions d'aération et de température pour favoriser l'action du ferment.

1 Vase	Hydr. de chloral	1 0/0
2 —	—	2 0/0
3 —	—	3 0/0
4 —	—	4 0/0

Dès le lendemain (c'était au mois de juillet, le 26), la liqueur qui n'avait pas reçu de chloral était en pleine fermentation; dans les deux autres flacons, le soluté conservait encore toute sa limpidité.

Le 28, le n° 1 avait perdu de sa transparence et présentait une légère écume jaunâtre.

Ces mêmes phénomènes ne se montrèrent que le 1er août dans le n° 2.

Les nos 3 et 4 restèrent sans donner lieu à aucun changement appréciable dans leur contenu : dix jours après, la liqueur n'avait encore rien perdu de sa limpidité, et nul dégagement d'acide carbonique n'avait pu être constaté.

On peut voir, par ces résultats, que l'action du ferment a été retardée, empêchée même suivant la dose de chloral employé; j'ai pu, en faisant la contre-expérience, constater encore ce fait, à savoir : qu'un soluté de chloral à 3 0[0 peut déterminer l'arrêt de la fermentation alcoolique en plein cours.

L'hydrate de chloral est en même temps un antiputride énergique; si l'on abandonne à l'air libre des vases contenant de la chair musculaire, que baigne une solution de ce composé chimique aux deux centièmes, on est étonné de voir que cette chair peut rester longtemps sans subir d'altération, sans dégager l'odeur des matières en putréfaction.

Des animaux injectés au chloral, ou même ceux qui succombent dans le cours des expériences sous l'action d'une dose élevée de cet agent, offrent aussi une remarquable résistance à cette loi naturelle de décomposition qui frappe les corps que la vie abandonne : c'est ainsi qu'un cochon d'Inde, qui avait succombé durant l'anesthésie, fut retrouvé dans le laboratoire, douze jours après sa mort, dans un remarquable état de conservation. (Byasson.)

Ces propriétés antiputrides et antifermentescibles du chloral ont été déjà, pour M. le Dr Baumetz, l'objet de plusieurs applications thérapeutiques; je terminerai en disant qu'on pourrait encore tenter l'emploi de ce composé chimique pour la conservation des pièces anatomiques à peu de frais, et aussi avec quelque chance de succès pour l'injection des cadavres destinés aux dissections, aux amphithéâtres : je me propose même de poursuivre cet ordre de recherches, et d'en faire connaître plus tard les résultats.

PRÉPARATION DU CHLORAL.

Je commencerai par dire que la préparation du chloral anhydre est, à peu de chose près, la même que celle de l'hydrate : ce sont deux temps d'une seule opération.

Le procédé de Liebig resta seul en vogue durant

quelques années; cette action directe du chlore sec sur l'alcool absolu donne bien un produit assez pur, mais la marche de l'opération est très-lente et la perte considérable : aussi de nombreux chimistes ont-ils cherché à la modifier.

Tout d'abord, Stædeler tenta l'action du chlore, non plus directement sur l'alcool, mais bien sur des substances organiques capables d'en fournir par dédoublement, se basant sur ce que deux corps agissent d'autant mieux l'un sur l'autre, qu'ils se trouvent tous deux à l'état naissant.

L'idée était plus théorique que pratique, car Liebreich, qui a essayé ce procédé, écrit : « Malgré mes nombreuses recherches, cette méthode ne m'a jamais fourni assez de chloral pour mes expériences. » La marche suivie n'en est pas moins fort intéressante au point de vue chimique : Stœdeler faisait agir l'acide chlorhydrique en présence du peroxyde de manganèse sur l'amidon et le sucre.

Les modes d'obtention du chloral sont assez nombreux; mais, en général, ce ne sont que des modifications successives du procédé Liébig, tendant à obtenir un plus facile et plus grand rendement : je ne saurai les nommer tous, je m'arrêterai aux principaux.

1° *Procédé Dumas.* — En 1834, l'illustre Dumas, qui avait, dès son apparition, multiplié ses recherches sur le chloral, fit connaître une nouvelle méthode de préparation : je ne puis mieux faire que de rapporter textuellement les paroles du maître (*Annales de Chimie et de Pharmacie*) :

« La manière la plus sûre d'obtenir le chloral consiste à soumettre l'alcool absolu à l'action du chlore sec.

On se fera facilement une idée des précautions à prendre quand je dirai que, pour traiter un demi-kilogramme d'alcool, il faut au moins 1,200 litres de chlore, et qu'il se forme 1,500 litres d'acide chlorhydrique gazeux.

« Je prépare le chlore au moyen du peroxyde de manganèse, du sel marin et de l'acide sulfurique : le ballon qui sert à le produire ayant 15 ou 20 litres de capacité, peut recevoir de suite les matières nécessaires à la production de la totalité du chlore, de sorte qu'on n'a plus qu'à y ajouter l'acide sulfurique à mesure du besoin.

« Le chlore gazeux est reçu dans un premier flacon de Woolf vide, où il se refroidit et laisse déposer une partie de son humidité ; il passe ensuite dans un second flacon qui renferme du chlorure de calcium, puis dans un troisième flacon vide et sec, destiné à l'alcool, s'il survenait une absorption pendant la durée de l'expérience.

« Le chlore arrive enfin dans un ballon qui contient l'alcool et se dégage au fond de celui-ci. Le ballon porte un tube qui dirige les vapeurs d'acide chlorhydrique dans une bonne cheminée.

« On excite vivement le courant de chlore, qui d'abord est converti totalement en acide chlorhydrique ; dès que la conversion se ralentit, l'alcool se colore en jaune : alors on met quelques charbons ardents audessous du ballon, et bientôt la couleur jaune disparaît. A partir de ce moment, il faut tenir l'alcool tiède et élever de plus en plus la température, tout en continuant un courant de chlore rapide, jusqu'à ce que le liquide, presque bouillant, n'agisse plus sur le chlore, qui le traverse.

« En douze heures, on peut convertir en chloral 200 grammes d'alcool. En opérant sur 5 ou 600 grammes, l'expérience n'a jamais exigé trois journées. La liqueur qui reste dans le ballon est mêlée avec deux ou trois fois son volume d'acide sulfurique concentré. Le mélange introduit dans une cornue est immédiatement soumis à une distillation ménagée. Dès la première impression du feu, le chloral se rassemble à la surface de l'acide, sous la forme d'une huile limpide et très-fluide, qui se volatilise rapidement. Un peu avant que la couche huileuse ait entièrement disparu, on arrête l'opération.

« Le produit volatil obtenu est mis dans un ballon avec un thermomètre ; on le fait bouillir jusqu'à ce que son point d'ébullition s'élève à 94 ou 95 degrés ; il est d'abord plus bas, mais bientôt il arrive vers ce terme et s'y fixe. La liqueur restante doit être redistillée avec de l'acide sulfurique concentré, puis soumise de nouveau à l'ébullition.

« Enfin, on introduit le produit dans une cornue, où l'on a mis un peu de chaux éteinte, puis récemment calcinée au rouge ; on distille au bain d'eau saturée de sel marin, et l'on a le chloral, que je regarde comme pur à bien peu de chose près. »

« Ces moyens de purification, dit M. Dumas, ressemblent à ceux dont M. Liebig a fait usage. L'acide sulfurique est employé pour séparer l'alcool qui aurait échappé à l'action du chlore ; il retient cet alcool, ou le transforme en éther sulfurique ; il s'empare d'ailleurs de l'eau qui accompagnerait le chloral brut. En faisant bouillir le chloral traité par l'acide sulfurique, on en sépare l'acide chlorhydrique, de l'éther sulfurique ou même à la rigueur de l'alcool s'il en restait. Enfin, en le rectifiant sur la chaux vive, on s'empare de l'acide chlorhydrique restant.

« M. Liebig a observé, avec juste raison, qu'il faut éviter l'emploi d'un excès de chaux. En effet, dès que la matière est presque totalement volatilisée, et que la chaux se trouve en présence de la vapeur de chloral, il s'établit une réaction des plus vives; la chaux devient incandescente, et tout le chloral se trouve détruit et remplacé par une huile jaunâtre qui se volatilise, et que je n'ai pas étudiée. Il se fait du chlorure de calcium et une matière brune qui reste avec lui dans la cornue.

«Quand on a du chloral anhydre, il suffit de le mêler à son volume d'eau distillée pour obtenir le chloral hydraté. Il se dissout avec dégagement de chaleur, et la liqueur évaporée dans le vide ou même à l'air fournit une belle cristallisation d'hydrate de chloral.»

Le procédé de Dumas est aujourd'hui généralement employé : toutefois, suivi à la lettre, il ne donne pas un parfait résultat, parce que: 1° le chloral anhydre ne peut être complètement débarrassé de l'acide chlorhydrique (HCl) libre; 2° la proportion d'eau indiquée pour une bonne cristallisation est beaucoup trop considérable.

M. Personne (1870, *Répertoire pharmacie*) conseille de traiter l'hydrate obtenu par de la craie pour le dépouiller des traces d'acide chlorhydrique ; le produit ainsi purifié est distillé au bain d'huile marquant environ 120°.

M. Roussin (*Journal pharmacie et chimie*, 1870) indique à son tour une nouvelle méthode : « Les modifications suivantes apportées au procédé de M. Dumas, permettent d'obtenir un produit très-pur et beaucoup plus abondant. Elles consistent :

« 1° A supprimer la préparation intermédiaire du chloral liquide, qui occasionne une perte notable et provoque la formation de produits secondaires difficiles à éliminer ultérieurement.

« 2° A purifier l'hydrate de chloral par une expression énergique, terminée par une distillation ; lorsque le courant de chlore sec, dirigé au travers de l'alcool absolu, ne produit plus aucune réaction et que la couleur fauve verdâtre du gaz persiste même au sein du liquide chloro-alcoolique en ébullition, ce dernier, refroidi vers 0°, se prend en une masse cristalline. Cette cristallisation confuse d'hydrate de chloral souillé par une matière liquide volatile, que la distillation est impuissante à éliminer, est soumise à une expression énergique qui chasse la plus grande partie de ce produit.

« Le gâteau est comprimé à la presse entre des linges ou des papiers buvards secs, jusqu'à ce qu'il ne produise plus aucune tache, et que la matière soit devenue complètement sèche et friable. On l'introduit alors dans une cornue avec une petite quantité de craie pulvérisée, et l'on procède à la distillation. Tout le liquide distillé se prend en cristaux durs et cassants jusqu'à la dernière goutte. »

On n'obtient pas ainsi de l'hydrate de chloral, mais bien un produit nouveau, bien distinct de celui que fournit le procédé Dumas. En effet, l'un bout vers 100° (Dumas) et contient 60 p. 100 de chlore, l'autre (Roussin), bout à 145° et renferme 52,40 de ce gaz.

Ces différences dans les propriétés physiques en font prévoir d'autres dans la composition des deux corps, et M. Personne a démontré que l'hydrate Roussin n'est autre chose qu'un alcoolate de chloral, renfermant 23,7 p. 100 d'alcool, dont la formule peut être exprimée par $\underbrace{C^4HCl^3O^2,C^4H^6O^2}$: l'alcool remplace l'eau d'hydratation et on peut l'isoler facilement au moyen de la potasse, d'après l'équation :

$$\underbrace{C^4HCl^3O,C,^4H^6O^2}_{\text{Alcoolate de chloral}} + \underbrace{KOHO}_{\text{potasse}} = \underbrace{C^2HCl^3}_{\text{chloroforme}} + \underbrace{KO,C^2HO^3}_{\text{formiate de potasse}} + \underbrace{C^4H^6O^2}_{\text{alcool}}$$

En outre, l'hydrate de chloral donnerait 72,2 p. 100 de chloroforme, et l'alcoolate, 61,7. M. Jungfleish, agrégé à l'École de pharmacie, est venu confirmer l'opinion émise déjà par M. Personne.

Enfin, pour terminer cet exposé des différentes méthodes suivies pour l'obtention de l'hydrate de chloral, je dirai que M. Follet a modifié si heureusement le procédé ordinaire que la fabrication du chloral peut ainsi devenir tout industrielle ; le produit obtenu, et dont j'ai eu de nombreux échantillons, est d'une pureté absolue et d'une beauté de cristallisation remarquable. Dans sa brochure, l'auteur se réserve le détail de l'opération ; toutefois, il nous dit : « 1° que l'alcool anhydre est remplacé par l'alcool commercial à 95° ;

« 2° Que le chlore vient agir dans des conditions différentes de température.

« 3° Que la séparation des produits nombreux par rectification a été modifiée. » (1).

Là, en effet, réside la source des nombreuses impuretés qui souillent le chloral, là aussi existe la grande difficulté pour sa purification. La formation du chloral n'a pas lieu, comme on pourrait le croire, suivant l'équation si simple :

(1) Follet et Byasson (hydrate de chloral)

$$C^4H^4O^2 + 6Cl = C^4HCl^3O^2 + 3HCl;$$

On trouve, en outre, dans le liquide, qui a servi à la saturation du chlore et dans lequel le chloral est dissous ou combiné, les produits les plus complexes ; c'est de l'acide chlorhydrique, et même une assez grande quantité d'éther chlorhydrique résultant de l'action de l'acide sur une partie de l'alcool ; du chlorure d'acétyle, et du chlorure d'acétyle monochloré, les acétals chlorés ; on y trouve encore de l'aldéhyde, de l'acide acétique, et aussi de l'acide trichloracétique. Ce sont ces impuretés et principalement les produits chlorés qui ont donné probablement lieu, dès le début, à quelques accidents dans l'emploi thérapeutique du chloral ; j'ai souvent eu l'occasion de voir de l'hydrate de chloral tellement altéré que son aspect seul indiquait un mode défectueux de préparation ou tout au moins de purification.

PURIFICATION DU CHLORAL.

Pour donner à ce produit les qualités qu'il exige pour l'usage médical, on doit le soumettre à une série d'opérations qui ont pour but de le débarrasser des matières étrangères qui le souillent encore.

On le traite d'abord par l'acide sulfurique à l'aide de la chaleur ; il se sépare bientôt une couche huileuse qui vient nager à la surface du liquide en ébullition ; la réaction se fait avec un fort dégagement de chaleur qui nécessite un constant refroidissement de la cornue ; d'ailleurs on ne doit pas agir sans quelques précautions : la masse noircit, les produits gazeux se détruisent et disparaissent peu à peu, le chloral seul reste inattaqué. On le recueille, et, comme il renferme encore quelques traces d'acide chlorhydrique, on le traite au moyen de la craie ou de la chaux, après hydratation préalable.

Essai du chloral. — A quoi reconnaît-on un bon produit, exempt de toute impureté, tel qu'il le faut pour l'usage de la médecine ? C'est là assurément une question qui a son importance, car les matériaux qui peuvent souiller le chloral sont en général, par leur nature, d'une certaine activité.

On pourra sans crainte faire usage du chloral quand il présentera les caractères suivants :

1° Il doit être blanc de neige, onctueux et gras au toucher, fondant facilement entre les doigts, et dégageant une odeur aromatique, n'ayant rien de celle du chlore, de l'aldéhyde ou des huiles empyreumatiques.

2° Il doit se dissoudre facilement dans l'eau distillée, et le soluté ne précipitera pas par le nitrate d'argent.

3° Traité par de l'acide sulfurique, il ne doit pas noircir au-dessus de 120°, et fondra entre 45 et 46° pour distiller vers 96°,5 sans laisser de résidu.

Dosage. — Il importe quelquefois de déterminer la quantité réelle de chloral qui existe dans un poids donné d'un composé présenté comme tel ; car, comme toute chose, le chloral est sujet à la falsification.

On a tout d'abord cherché à connaître le degré de pureté d'un chloral en appréciant la quantité de chloroforme qu'il pouvait donner sous l'influence des alcalis ; mais ce procédé, plus théorique que pratique, a été justement abandonné.

Le dosage à l'état de chlorure d'argent quoique plus

exact, doit aussi être mis de côté pour les mêmes raisons. Une bonne méthode est celle qui a été indiquée par M. Meyer (*Annalen der Chemie and Pharmacie*, 1873). Elle consiste à traiter le chloral par les alcalis d'après la réaction :

$$\underbrace{C^4HCl^3O^2 2(HO)} + \underbrace{NaO,HO} = \underbrace{C^2HCl^3} + \underbrace{NaO,C^2HO^3} + \underbrace{2HO}$$

On voit par ces formules qu'une molécule d'hydrate sature une molécule de soude, ou que, par équivalents, 165gr. 5 de chloral satureront 1,000 cc. d'une solution normale de soude caustique. Pour opérer, l'on prend :

1° Un poids donné d'hydrate; on le dissout dans l'eau distillée, et on le traite par un excès de solution alcaline, *a*.

3° On détermine après la réaction la quantité de soude libre par une liqueur sulfurique ou chlorhydrique titrée : la différence représente la soude saturée par l'hydrate, et si *b* est le titre après la réaction, *a-b* représentera cette différence : d'ou l'équation algébrique:

$$\frac{x}{a-b} = \frac{165,5}{1000} \text{ et } x = \frac{a-b \times 165,5}{1000}$$

En opérant ainsi sur 5 grammes de chloral hydraté, on arrive à une approximation très-approchée, comme nous avons pu nous en convaincre dans quelques essais.

Il faut remarquer qu'une solution alcaline très-faible ne peut être employée, car le dédoublement pourrait ne pas être complet, tandis qu'avec les alcalis caustiques, il est sûr et instantané : inutile de dire que si la solution chloralique rougit le tournesol, il importe avant de commencer l'opération, de la neutraliser exactement.

CHAPITRE II.

Etude physiologique du chloral.

1. *Quel est le mode d'action du chloral?* – 2. *Quels sont ses effets sur l'économie?*

Nous venons de voir que le chloral, au contact des solutions alcalines, se dédouble en chloroforme et en formiate alcalin. Cette réaction est la même que celle qui a lieu pour des composés analogues, tels que l'iodal et le bromal :

$$\underbrace{C^4HCl^3O^2}_{\text{Chloral}} + NaO,HO = \underbrace{C^2HCl^3}_{\text{chloroforme}} + C^2HO^3,NaO$$

$$\underbrace{C^4HBr^3O^2}_{\text{Bromal}} + NaO,HO = \underbrace{C^2HBr^3}_{\text{bromoforme}} + C^2HO^3,NaO$$

$$\underbrace{C^4HI^3O^2}_{\text{Iodal}} + NaO,HO = \underbrace{C^2HI^3}_{\text{iodoforme}} + C^2HO^3,NaO$$

Le chloral éprouve-t-il dans l'organisme la transformation si nette que l'on produit à volonté dans le laboratoire ? Telle est la question qui domine toute sa physiologie et qu'il convient de résoudre aussitôt : c'est celle qui a été et est encore la plus débattue.

Une simple hypothèse, fort ingénieuse d'ailleurs, donna à Liebreich l'occasion de constater les remarquables effets du chloral et de mettre en relief son pouvoir hypnotique et anesthésique. Sachant que ce corps au contact des alcalis se dédouble en formiate et en chloroforme, il supposa, *a priori*, que l'alcalinité du sang devait opérer une réaction identique, et que les corps ainsi produits viendraient manifester leur action par des effets particuliers. « On sait, dit-il, que dans l'organisme, l'aldéhyde et surtout l'acide acétique se décomposent en leur produits d'oxydation ; le chloral et l'acide trichloracétique conservent le caractère de l'aldéhyde et de l'acide acétique ; dissous dans un liquide alcalin, ils se décomposent et donnent naissance à du chloroforme. La réduction des substances, qui en général peuvent être considérées comme le produit d'une oxydation dans un liquide alcalin, permettait de prévoir que, dans le cas où les corps ne quitteraient pas l'organisme sans être altérés, il surviendrait une oxydation dont les derniers produits seraient l'acide chlorhydrique, l'acide carbonique et l'eau, ou bien, que *le chloroforme exercerait son action comme produit intermédiaire.*

Telle est la théorie chimico-physiologique qu'émit Liebreich en 1869 ; elle ne fut pas sans causer quelque étonnement dans le monde scientifique; les uns l'acclamèrent dès son apparition, produisant de nombreuses preuves à l'appui ; d'autres, et à leur tête notre savant professeur, M. Gübler, l'accueillirent avec réserve et combattent encore vivement énergie les idées d'outre-Rhin.

Comment le chloral se comporte-t-il au sein de l'économie ? C'est là un point de son histoire, important au premier chef, longtemps discuté, et que nous croyons avoir résolu, non-seulement par nos propres recherches, mais encore en analysant les résultats acquis par les différents observateurs.

Examinons donc tour à tour ces deux points capitaux, qui constituent la physiologie de ce composé chimique :

1. Quel est le mode d'action du chloral ?

2. Quels en sont les effets sur l'organisme ?

1. *Quel est le mode d'action du chloral?* — « Le sang est un liquide alcalin, dit Liebreich, qui ne renferme pas toujours assez d'alcali pour décomposer en chloroforme la quantité totale du chloral introduit; mais dans le sang en circulation, il y a une régénération continuelle de l'alcali employé. Dans la formation du chloroforme, l'alcali est l'un des facteurs, l'autre ce sont les réactions oxydantes qui se passent dans l'organisme.... C'est pourquoi la quantité du chloroforme correspondant au chloral introduit ne peut pas se trouver dans le sang en circulation. » (1).

Pour asseoir sa théorie, l'auteur se base sur l'analyse chimique et l'observation; il avoue n'avoir pu retrouver le chloroforme, mais il cite M. Personne (2), comme étant parvenu à le découvrir dans l'organisme, et il ajoute que l'ensemble des faits observés ne lui laisse aucun doute à cet égard. Ainsi donc, pour Liebreich, l'alcalinité du sang suffit pour opérer le dédoublement du chloral en ses deux facteurs chimiques; elle agit graduellement, peu à peu, mettant à chaque instant en liberté une nouvelle portion de chloroforme, phénomène qui se traduit aux dehors par tous les symptômes d'une lente chloroformisation.

M. Gubler est loin de penser ainsi : tout d'abord il refuse aux bicarbonates alcalins le pouvoir d'opérer cette transformation moléculaire mise en avant par l'école allemande; à plus forte raison le sang ne peut-il la déterminer, et cela parce que l'albumine qui englobe les globules les protége en quelque sorte contre les atteintes de l'agent chimique; il ne le peut encore,

(1) Nouvel agent hypnotiq. et anesth. (Liebreich, 1869), p. 16.
(2) Id., p. 17.

à cause de la faiblesse même de son alcalinité, et parce que cette alcalinité n'est point libre, en ce sens qu'elle est nécessairement occupée à maintenir à l'état fluide les éléments du sang : elle existe comme à l'état latent, et ne peut dès lors exercer une action quelconque.

Les expériences faites par cet observateur sur le sang, l'albumine, la salive et la sérosité n'ont jamais pu lui fournir des traces de dédoublement.

Quant aux effets produits sur l'organisme, M. Gubler distingue nettement ceux du chloral d'avec ceux du chloroforme; le premier agissant comme hypnotique, le second comme anesthésique, l'un dominant par le sommeil qu'il procure, l'autre par l'insensibilité.

M. Personne, au contraire, se rallie complètement à l'opinion de Liebreich, c'est lui qui le premier a constaté la présence effective du chloroforme dans le sang, et ses recherches offrent trop d'intérêt pour ne pas nous arrêter un instant.

Une première fois, du sang mis au contact d'une solution du chloral et porté vers 100°, ne laisse aucun doute quant à la formation du chloroforme; mais, dans ce cas, l'élévation de la température éloignait beaucoup l'expérience des conditions vitales de l'organisme.

Pour parer à l'objection qui ne pouvait manquer de lui être faite, M. Personne eut recours à la méthode suivie en toxicologie pour découvrir le chloroforme; elle consiste à faire passer la vapeur de ce corps dans un tube chauffé au rouge, et à la réduire en ses éléments simples : le chlore ainsi mis en liberté est reçu dans une éprouvette contenant une liqueur de nitrate d'argent et manifeste alors sa présence par l'apparition d'un chlorure tout caractéristique. C'est ainsi que l'habile pharmacien de la Pitié a pu établir la formation du chloroforme par la seule action du sang sur le chloral, à la température normale du corps humain.

M. Byasson a confirmé ces résultats, quant au dédoublement moléculaire, mais il conclut de ses recherches que le chloral, comme effet physiologique, a une action presque distincte de celle du chloroforme, pouvant être considérée comme la résultante de l'action de l'acide formique et du chloroforme, mais surtout de ce dernier composé.

M. Byasson a cherché à se rapprocher, autant que possible, des conditions actives de l'économie : ainsi, un cochon d'Inde est chloralisé par 0,75 d'hydrate administré en injection sous-cutanée.

L'animal placé dans un bocal exactement fermé, reçoit de l'air qu'un aspirateur dirige ensuite dans le tube à analyse chauffé au rouge et contenant de la chaux pure ; « l'appareil étant refroidi, dit l'auteur, la chaux est dissoute avec les précautions ordinaires dans de l'eau fortement acidulée, par l'acide nitrique pur : cette solution précipite par le nitrate d'argent, et le précipité offre tous les caractères du chlorure. »

Il est à remarquer déjà que, dans cette expérience, le chloroforme produit est exhalé par les poumons; je reviendrai plus tard sur ce point.

Le docteur Richardson, chargé par la *British Association for advancement of sciences*, de vérifier les faits avancés par Liebreich et de les contrôler, conclut encore au dédoublement du chloral dans l'économie; il a même pu constater que le mélange seul du sang et du chloral donnait l'odeur du chloroforme, que l'haleine des sujets soumis à son influence en était imprégnée, enfin que ce composé volatil, se formant peu à peu dans le sang en circulation, devait avoir une action lente et graduelle, anesthésique.

M. Roussin arrive aux mêmes conclusions : « De telle sorte, dit-il, qu'il est complètement impossible que l'hydrate de chloral, ingéré ou absorbé par l'économie d'une manière quelconque, ne se transforme pas dans un temps assez court en formiate alcalin et en chloroforme. »

Tel est actuellement l'état de la question. Ainsi, sur ce point, deux théories sont en présence; l'une en faveur du dédoublement chimique, l'autre contre; la première représentée par Liebreich, la seconde par le professeur Gubler : des deux, quelle est la vraie? c'est ce que nous allons chercher à démontrer.

Je reconnais tout d'abord avec M. Gubler que l'odeur seule du chloroforme ne saurait constituer une indication précise de sa formation, car il est souvent difficile, parfois même impossible, dans l'expérimentation physiologique, de distinguer l'odeur du chloroforme de celle du chloral, surtout quand elles sont imprégnées de senteurs animales. Mais je m'empresse de dire que dans un grand nombre de cas, l'odeur du chloroforme se révèle cependant nette, pure de tout mélange, et que pour ma part j'ai pu la constater plusieurs fois dans mes expériences et la faire constater par d'autres; le Dr Offret (th. 1872) cite même ce fait, qui a son importance, à savoir qu'il a pu retrouver l'odeur franche du chloroforme chez un malade, une heure après l'ingestion d'une potion avec 4 grammes de chloral.

Je n'insisterai pas d'ailleurs plus qu'il ne convient sur ce moyen, qui ne saurait seul servir d'indication suffisante; il en est d'autres plus sûrs et surtout plus scientifiques.

Il est, en effet, facile de démontrer le dédoublement moléculaire de l'hydrate de chloral en ses deux facteurs chimiques, soit par les bicarbonates alcalins, soit par le sang lui-même, en employant l'appareil suivant, usité en toxicologie pour la recherche du chloroforme, et que M. Personne a si bien su utiliser pour ses belles recherches sur le chloral.

Celui dont nous avons fait usage se compose :

1° D'un tube en verre de Bohême, épais, long de 70 centimètres environ, placé dans une grille à analyse organique;

2° D'un gazomètre destiné à chasser l'air dans le tube;

3° D'un tube en verre empli de coton cardé, interposé entre le gazomètre et le tube à analyse;

4° D'un ballon muni d'un thermomètre à mercure contenant la solution en expérience;

5° D'un tube à boules de Liebig, placé à l'extrémité de l'appareil et renfermant une liqueur acidulée, bien limpide de nitrate d'argent.

On commence tout d'abord par faire marcher l'appareil à blanc, afin de s'assurer que tout fonctionne bien, et que le tube de Liebig ne perd rien de sa transparence.

Cela fait, on introduit dans le ballon une solution alcaline de bicarbonate de soude ou de potasse, et une autre de chloral; soit 100 grammes de chaque; peu à peu le mélange se trouble et devient opalin, et l'apparition d'un précipité blanc de chlorure d'argent dans le tube à boules vient témoigner de la présence du chlore et par suite de la formation du chloroforme par une température de 30 à 40.

Mais, a-t-on dit, cette expérience est défectueuse et ne prouve rien, car le chloral aussi a des vapeurs chlorées, qui mécaniquement entraînées et dissociées dans le tube à analyse, peuvent donner lieu à la formation du chlorure d'argent.

Il n'en est rien, comme le prouvent les résultats suivants :

I. Si l'on fait traverser une solution de chloral à 5 0/0 par un vif courant d'air avec une température moyenne de 15 à 20°, on n'observe rien ; la liqueur du tube de Liebig reste claire et limpide comme au début ; il en est encore ainsi au bout d'une heure, même en élevant la température et la maintenant fixe par instants à 30, 40, 50 et 60 d° : c'est à peine si vers 68 d°, le liquide indicateur commence à se troubler, mais sans donner le précipité immédiat, blanc, floconneux, que la moindre trace de chloroforme provoque aussitôt. D'où cette déduction facile, qu'une solution de chloral à la température ordinaire, n'émet point de vapeur, et qu'il faut la chauffer assez fort pour qu'elle puisse réagir sur le nitrate d'argent de l'appareil.

II. Au contraire, si, même à froid, on ajoute dans ce ballon contenant la solution chloralique quelques gouttes de potasse caustique, instantanément le chloroforme, ainsi mis en liberté, est entraîné par le courant d'air et donne lieu à l'apparition du précipité blanc de chlorure d'argent. Cette réaction est d'une parfaite exactitude, d'une extrême sensibilité, car quelques centigrammes de chloral suffisent pour la produire.

Ainsi donc, les recherches de M. Personne et toutes celles qui ont eu pour base ce moyen d'expérimentation, sont parfaitement concluantes, nullement entachées d'erreur, et l'élimination du chloroforme par la surface pulmonaire, constatée par Offret, Richardson, nous-même, vérifiée par M. Byasson, ne saurait s'expliquer par l'entraînement de vapeurs de chloral; mais elle est réellement due au chloroforme, à sa formation au sein de l'économie et à son élimination, en partie du moins, par le poumon, qui est le chemin suivi par les corps volatils, pour s'exhaler au-dehors.

J'ai répété ces expériences, non-seulement sur les carbonates et les bicarbonates alcalins, mais encore sur l'albumine et sur le sang.

L'albumine, loin de s'opposer à l'action du sang sur le chloral, agit même par sa propre alcalinité ; l'action est lente, et, en outre, comme la masse ne tarde pas à se coaguler par l'élévation de la température, il y a là un obstacle mécanique pour le dégagement facile du chloroforme.

Pour le sang, j'ai opéré chaque fois sur 1,000 grammes de sang frais de bœuf, avec addition de 10 grammes d'hydrate de chloral; à froid, pas de réaction apparente; mais si l'on élève graduellement la température du bain-marie, on peut constater qu'à 30 et 35 degrés, l'odeur du chloroforme commence à se faire sentir à l'extrémité du tube de dégagement; si, dans les mêmes circonstances on se sert de l'appareil à analyse, on constate la rapide formation du chlorure d'argent.

A ces résultats on peut encore objecter qu'en opérant sur le sang de l'animal mort, on s'éloigne beaucoup des conditions de l'état physiologique ; car, *post mortem*, les éléments du sang ne tardent pas à se séparer, et l'alcalinité latente, devenue libre alors, peut manifester une action dont elle était incapable durant la vie.

Il faut avouer qu'il est difficile d'opérer dans les vraies conditions de l'organisme vivant ; mais, dans le cas qui nous occupe, chacun sait que le sang est un milieu dont l'alcalinité se renouvelle sans cesse, et j'ai démontré, d'un autre côté, que l'albumine n'entrave en rien son action sur le chloral : dès lors, on ne voit pas pourquoi la réaction n'aurait pas lieu, avant comme après la mort, et même mieux, quand toutes les forces vitales semblent concourir à la destruction des substances introduites dans la circulation et à la formation de nouveaux composés qui seront chassés plus tard par les voies naturelles d'élimination.

J'ai cherché cependant à me rapprocher autant que possible des conditions vivantes de l'économie : un lapin pesant 2,750 grammes fut saigné à la jugulaire, et le sang tombait directement de la veine dans une solution de chloral, maintenue au bain-marie à 38 degrés : quelques minutes après, il devint possible de reconnaître l'odeur du chloroforme, comme je le fis constater par plusieurs personnes du laboratoire ; j'ajoute que cette odeur ne tarda pas à disparaître, sans doute lorsque la quantité, très-limitée d'alcali, eut rempli son effet ; la proportion du sang était d'ailleurs trop faible, cette fois, pour obtenir du chloroforme en quantité suffisante pour pouvoir être déterminé.

Dans des conditions identiques, la liqueur de nitrate

d'argent, jusqu'alors incolore, donna aussitôt un précipité de chlorure dans l'appareil à analyse, et sur l'animal chloralisé il fut possible de constater la présence du chloroforme dans les produits de sa respiration.

M. Gubler a dit encore que, s'il y a dédoublement, celui-ci ne porte en tout cas que sur une faible partie du chloral ingéré : le reste ne subit pas de transformation, ou tout au moins n'éprouve pas celle qu'on veut lui attribuer.

La réponse à cette nouvelle objection est facile et s'appuie sur des faits incontestables. Premièrement, si tout le chloral n'était pas décomposé, une partie au moins devrait se rencontrer dans l'urine ; jamais on n'a pu la trouver, et la sensibilité des réactions est telle, qu'en opérant comparativement, quelques centigrammes de ce corps sont aisément décelés dans un litre de liquide.

En second lieu, le chloral est un composé chimique très-stable, excepté en présence des solutions alcalines, et l'alcalinité du sang étant un fait constant, sans lequel la vie ne peut avoir lieu chez les animaux supérieurs, c'est tomber dans l'empirisme hypothétique que d'invoquer la possibilité de réactions qu'on ne définit pas et que le chimiste, dans son laboratoire, cherche vainement à reconnaître.

Modes d'élimination du chloral. — Les uns admettent, avec M. Gubler, que le chloral est expulsé en nature, après avoir manifesté comme tel son action ; d'autres, au contraire, pensent que ce composé, après son dédoublement moléculaire, est chassé finalement à l'état de formiate et de chlorure alcalin ; mais qu'une partie de chloroforme, échappant à la décomposition ultime, peut s'exhaler en nature par les poumons, voie naturelle des corps volatils. C'est ce qu'expliquerait l'odeur spéciale perçue dans l'haleine des animaux chloralisés.

Maxwell Adams croit que le chloral est éliminé en nature par l'urèthre, puisqu'il produit le ténesme vésical; et M. Bouchut, partisan de la théorie chimico-physiologique, écrit que le chloroforme se retrouve dans l'urine des animaux, car elle réduit la liqueur de Fœlhing.

Il résulte de nos recherches, d'accord en cela avec Liebreich et la plupart des chimistes, qu'il n'existe ni chloral ni chloroforme dans l'urine; mais on y constate une augmentation réelle de chlorures alcalins, parfois même du formiate de soude, quand la proportion de chloral administrée est assez grande; en général, claires, acides, les urines chloraliques réduisent légèrement la liqueur cupro-potassique, et, lorsque la potion a été aromatisée avec quelques gouttes d'essence de menthe, elles exhalent une odeur assez agréable, toute particulière.

Tout d'abord j'ai voulu m'assurer que ces urines ne renfermaient ni chloral ni chloroforme; pour cela j'ai fait usage de l'appareil précédemment décrit.

1° *Chloroforme.*— J'ai chauffé l'urine graduellement. jusqu'à 60°, sous un rapide courant d'air; au bout d'une heure, la solution de nitrate d'argent dans le tube de Liebig n'avait rien perdu de sa limpidité, et nous savons que quelques traces de chloroforme eussent promptement donné lieu à l'apparition du chlorure d'argent.

2° *Chloral.*— J'ai ajouté une certaine quantité de potasse caustique jusqu'à réaction franchement alcaline, et, quand la moindre trace de chloroforme ainsi mis en liberté eût dû provoquer le trouble de la liqueur d'argent, nous n'avons rien vu apparaître dans cette expérience avec un degré thermométrique de 65°.

Ainsi donc, pas de chloral, pas de chloroforme en nature dans les urines; y trouve-t-on de l'acide formique?

M. Byasson, dans son étude sur l'hydrate de chloral, indique déjà que la constatation de l'acide formique est assez facile, quoique demandant certaines manipulations chimiques. On peut, en effet, retrouver du formiate de soude dans l'urine des animaux chloralisés, quand la dose de chloral est assez élevée, et cela en acidulant tout d'abord la liqueur avec quelques cristaux d'acide tartrique; on distille ensuite dans une cornue en verre munie d'un ballon à long col qui sert de récipient. Le formiate alcalin, ainsi décomposé, laisse l'acide formique en liberté, qui se retrouvera dans les produits distillés. A cet effet, on sature la liqueur par le plomb, et le formiate de plomb obtenu est traité par l'hydrogène sulfuré; on distille de nouveau. Le produit recueilli est incolore, acide, réduisant l'oxyde rouge et le bichlorure de mercure, ayant tous les caractères de l'acide formique.

Etant admis le dédoublement du chloral dans l'économie, que deviennent donc les deux facteurs de la réaction : l'acide formique et le chloroforme? Ce dernier est réduit en formiate et en chlorure d'après l'équation ;

$$C^2HCl^3 + 4NaO,HO = NaO,C^2HO^3,HO + NaCl;$$

une faible partie peut cependant s'échapper en nature par le poumon.

A son tour, le formiate se soude, tant celui qui provient du dédoublement même du chloral que de la transformation du chloroforme, se convertit par une oxydation ultime en carbonate alcalin.

Voilà pourquoi on ne retrouverait même plus de formiate dans l'urine si la décomposition était plus rapide; mais, n'ayant lieu que progressivement, une partie du formiate soluble filtre à travers le rein sans être décomposé et se montre dans l'urine.

Liebreich avait déjà constaté l'augmentation des chlorures alcalins dans l'urine des animaux soumis à l'influence du chloral. « Un lapin fut placé dans une étable très-commode pour recueillir l'urine; on lui retira toute nourriture en lui donnant de temps en temps un peu d'eau; on fit ensuite au lapin une injection sous-cutanée de 1 gramme de chloral hydraté. Après qu'il se fut remis de l'effet produit, il sécréta, dans l'espace de six heures, deux portions d'urine, en tout 123 cc. On dosa le chlore et l'on trouva 0,05805, tandis que 1 gr. de chloral devait répondre à 0,66 de chlore. »

Comme le fait observer l'auteur, si l'on ne retrouve pas exactement la même proportion de chlore, c'est que pendant l'abstinence la dépense en chlorures s'arrête, et quand les premiers aliments sont introduits, il y a encore quelque temps rétention des chlorures.

Quant à la réduction de la liqueur cupro-potassique par l'urine des sujets chloralisés, elle n'est due, nous l'avons démontré, ni au chloral ni au chloroforme en nature, mais bien, comme l'a dit M. Personne, aux matières organiques, à l'acide urique et quelque peu au formiate sodique; cette réduction a lieu encore avec diverses substances sur lesquelles j'ai expérimenté, telles que l'éther formique ou formiate d'éthyle, le formiate de soude et les urates alcalins.

CHAPITRE III.

Étude physiologique sur le chloral.

SES EFFETS SUR L'ORGANISME.

Ce n'est pas sans intention que j'ai cherché tout d'abord à établir, par des expériences précises et multipliées, la manière dont se comporte l'hydrate de chloral au sein de l'économie : là siége en effet le point capital qui domine toute sa physiologie.

En résumé, trois théories sont en présence :

1° Liebreich. — Le chloral n'agit que par le chloroforme produit au contact du sang ; les différences d'action tiennent uniquement à son mode de pénétration.

2° Gubler. — Le chloral agit comme tel, sans dédoublement aucun ; on ne saurait dès lors faire intervenir l'action du chloroforme.

3° Byasson. — Le chloral possède une action à lui propre, distincte de celle du chloroforme, et qui peut être considérée comme la résultante des actions du chloroforme et de l'acide formique, créés lentement par dédoublement moléculaire, au sein de l'organisme, et par suite à l'état naissant.

Je ne crois pouvoir mieux faire, afin de jeter quelque lumière sur cette question, encore obscure, objet de nombreuses divergences, que de rapporter en détail les résultats obtenus jusqu'à ce jour : je le ferai avec ordre, avec méthode donnant les conclusions posées par les différents auteurs ; c'est ainsi que j'examinerai tour à tour les effets locaux du chloral, son pouvoir hypnotique et anesthésique, pour terminer par quelques considérations générales ayant trait à son action sur les principales fonctions de l'économie.

1° Liebreich. — Dans sa préface, cet auteur s'exprime ainsi : « On doit donc admettre qu'à chaque instant il se forme une quantité minime de chloroforme, laquelle agit d'abord sur les ganglions du cerveau, ensuite, au fur et à mesure que le chloroforme augmente dans le sang, l'action s'étend aux ganglions de la moelle épinière et finalement aux cellules ganglionnaires du cœur. On comprend donc que l'action soit lente comme la formation du chloroforme elle-même; on peut la comparer à la *chloroformisation la plus lente qu'on puisscimaginer.* »

Ces quelques lignes semblent résumer les idées du professeur allemand sur le rôle physiologique du chloral : les observations qu'il a publiées sont fort intéressantes à connaître, car elles sont comme les premiers jalons de l'histoire médicale du chloral; j'en citerai quatre, entre toutes, qui montrent bien les principales propriétés de ce composé.

Observation I (1).

On fit choix d'une grenouille grande et bien vive, au dos de laquelle fut pratiquée une injection sous-cutanée avec 0m,025 de chloral hydraté. Le nombre des mouvements respiratoires est diminué : après 4 minutes commence la période d'hypnotisme, qui dure plus d'une demi-heure, puis survient l'anesthésie, qui se prolonge pendant 3 heures et demie; on fait une piqûre dans les extrémités postérieures, l'animal ne bouge pas; touchée avec une aiguille brûlante, la grenouille ne fait aucun mouvement; après 4 h. et demie, la grenouille revient à son état normal.

Observation VI.

Il s'agit encore d'une grenouille fixée sur une planche, et

(1) Liebreich, 1870 (Hyd. de chloral).

dont le cœur est mis à nu : les pulsations, dans la demi-minute, marquent 42. On pratique une injection sous-cutanée avec 0,1 de chloral hydraté à 9 h. 39'. Trois minutes après, le nombre des pulsations commence à diminuer; à 9 h. 50', il n'est plus que de 6; à 9 h. 54' le cœur est en repos. Les ventricules et les oreillettes sont remplis de sang. On coupe le cœur, il cesse de battre, même quand on le presse fortement. On coupe le ventricule au-dessous des cellules ganglionnaires; chaque attouchement fait naître une contraction..... L'action n'a lieu sur le cœur que lorsqu'elle s'est déjà exercée sur le cerveau et la moelle épinière, et quand finalement le cœur est atteint, ce sont également les ganglions qui sont frappés. Une action du nerf vague n'est pas probable, puisque le cœur, coupé, cesse de battre. On ne peut pas admettre davantage qu'il ait une action directe sur la musculature du cœur; car, lorsque par une section on délivre le ventricule de l'influence des cellules ganglionnaires et que l'on vient ensuite à l'irriter, il manifeste une contraction absolument comme dans l'état normal du cœur.

Le chloral agit d'une manière analogue sur les lapins :

Observation IX.

A 7 h. et demie du soir, quatre lapins de moyenne grandeur reçurent en injection sous-cutanée, les deux premiers, 0,9; le troisième, 1,8 ; le quatrième 3,6 de chloral hydraté.

Les deux premiers dormirent jusqu'au lendemain matin, le troisième, jusqu'à midi ; le quatrième mourut dans la nuit.

Observation VII.

Il s'agit d'un lapin noir, très-agile, qui reçoit en injection sous cutanée 1 gramme d'hydrate de chloral.

Les phénomènes observés permettent de constater qu'après 5 à 6 minutes, la fréquence de la respiration n'a point augmenté dans la période d'excitation. L'anesthésie a été assez complète pour que l'animal soit resté comme inerte devant les piqûres, pressions et cautérisations dont il a été l'objet.

A peine rendu à lui-même, le lapin s'est mis à manger, ce qui permet de supposer que l'état général ne subit pas d'altération.

Les conclusions qu'on peut tirer de ces résultats intéressants, produits par le chloral, sont en parfait accord avec la théorie émise par l'auteur.

2° Richardson, à son tour, se déclare partisan du dédoublement moléculaire du chloral au sein de l'organisme; il admet que ce composé n'agit que par son chloroforme, et c'est à cela qu'il devrait son pouvoir hypnotique et anesthésique; il constate aussi l'abaissement de la température et la diminution graduelle des mouvements du cœur, disant que le cœur meurt le dernier.

3° Demarquay. — Un mois plus tard, en France, M. Demarquay, sous la forme d'une communication à l'Académie des sciences, vint annoncer des résultats bien opposés; pour lui, le chloral agit comme tel, sans transformation aucune dans l'économie et il est expulsé en nature par les voies respiratoires. Loin de lui reconnaître un pouvoir anesthésique, l'auteur, au contraire, lui accorde une certaine puissance hyperesthésique, et conclut en disant que le chloral est : « l'agent le plus puissant de la résolution musculaire, le plus rapide de tous les hypnotiques. »

4° Gubler. — Cet éminent professeur a fourni tout un contingent de faits et d'expériences nouvelles, tendant à réfuter les idées de Liebreich et de Richardson, soit quant à la décomposition même du chloral par le sang, soit quant à son action physiologique.

M. Gubler admet que les effets produits par le chloral se distinguent nettement de ceux du chloroforme, malgré quelques analogies, d'ailleurs assez éloignées; le sommeil chloralique est doux, calme, prolongé et bien différent de celui que donne le chloroforme, agité et tumultueux ; il fait cesser la douleur parce qu'il endort, et n'est anesthésique qu'à dose fort élevée, alors que par cela même il compromet fatalement la mort du sujet en expérimentation.

Pour M. Gubler encore, le chloral agit sur le cœur comme un poison, soit que son action se porte sur la fibre musculaire ou les ganglions nerveux, et il émet cette opinion, contrairement à celle de Liebreich, que le cœur cesse de battre quand les actions réflexes persistent encore ; enfin il conclut de ses recherches, que le chloral est un puissant somnifère, mais un très-faible anesthésique ; en outre, par son usage répété, continu, il peut provoquer un état spécial, pathologique, qu'il désigne sous le nom de *chloralisme*.

5 MM. Dieulafoy et Krishaber résument ainsi leurs recherches :

« 1° Le chloral à faible dose excite la sensibilité ; à dose élevée, il la diminue graduellement jusqu'à l'anesthésie complète ;

2° Les animaux anesthésiés passent par un état antérieur d'excitabilité ;

3° Les animaux sur lesquels l'anesthésie est générale et absolue, peuvent rester dans cet état pendant plusieurs heures ; ils succombent ensuite presque invariablement ;

4° Le sommeil existe avec l'hyperesthésie comme avec l'anesthésie ; dans ce dernier cas la résolution est absolue ;

5° Le chloral modifie profondément le nombre et le rhythme des mouvements du cœur ; il ralentit progressivement les mouvements du diaphragme ; la chaleur est notablement abaissée.

6° Les phénomènes provoqués par le chloral sont en beaucoup de points différents des phénomènes observés par le chloroforme, quoique l'anesthésie soit égale dans les deux cas. »

6° MM. Labbé et Goujon posent à leur tour, dans la même année (*Expériences sur le chloral*), les conclusions suivantes :

« 1° Le chloral, introduit en suffisante quantité dans le sang d'un animal, produit l'anesthésie chez ce dernier, et cela sans passer par la période d'excitation qui se produit toujours par le chloroforme.

2° Introduit dans le tube digestif ou sous la peau, cette substance produit d'abord le sommeil, puis l'anesthésie; mais à un degré moindre que si elle est introduite dans le sang; il y a un peu d'excitation avant le sommeil; mais il y a loin de là à l'hyperesthésie.

3° Pour les différentes raisons énumérées plus haut, nous ne pensons pas que le chloral agisse en se transformant en chloroforme.

7° M. Byasson, partisan de la théorie allemande quant à la transformation moléculaire que subit le choral au sein de l'économie, croit cependant que ce composé agit à la fois par ses deux facteurs de dédoublement, mais surtout par le chloroforme : il admet trois degrés dans l'action de l'hydrate de chloral, atteints graduellement et successivement par des doses croissantes, mais variables suivant les individus.

« 1er degré. — *Action soporifique faible*, avec sédation légère du système nerveux sensitif; sédation pouvant s'accompagner par intermittences d'une agitation particulière, comparable à celle produite par certains rêves.

« 2e degré. — *Action soporifique énergique et impérieuse*,

avec diminution de la sensibilité : à cette période correspond un sommeil calme, d'une durée variable, mais sans trouble apparent des fonctions principales de la vie; par des doses successives administrées dès que l'action des premières a complètement disparu, le sommeil peut être entretenu pendant une période relativement très-longue.

3e degré. — *Action anesthésique*, avec perte complète de la sensibilité générale et résolution musculaire : presque toujours, chez les animaux, la mort survient lorsqu'on atteint cette période. »

Pour l'auteur, non-seulement le chloral agit par le chloroforme, mais encore par son second facteur de dédoublement, l'acide formique produit à l'état naissant, ce qui résulterait des expériences faites par lui sur le formiate et le trichloracétate de soude, ainsi que l'éther formique.

8°. M. Personne, à qui l'histoire du chloral doit de si nombreuses recherches, dit encore : « Vingt ou quarante-cinq minutes après l'administration de l'hydrate de chloral, les phénomènes se dessinent de la façon suivante : d'abord une période d'agitation ordinairement très-courte, puis une somnolence progressive, accompagnée d'anesthésie légère ou complète suivant les doses..... »

9°. M. Ranvier, au Collége de France, a constaté que l'anesthésie succède à l'hypnotisme, mais qu'elle a une courte durée relative, et qu'elle disparaît même avant que le sommeil ait cessé. M. Carville, de son côté, par des expériences fort intéressantes et que je rapporterai plus loin en détail, a démontré d'une manière irréfutable que le chloral provoquait l'anesthésie complète et que cet état pouvait se maintenir durant des heures entières sans compromettre fatalement la vie de l'animal en expérimentation.

Telles sont en résumé les principales opinions émises jusqu'à ce jour sur le rôle physiologique du chloral : on le voit, les divergences dans l'interprétation des faits observés sont des plus grandes.

Nous examinerons maintenant d'une manière plus complète les effets produits par le chloral et les phénomènes capitaux auxquels donne lieu son introduction dans l'organisme.

1° Effets locaux.— Chacun sait que l'hydrate de chloral est aujourd'hui en thérapeutique un agent aussi précieux que puissant : Liebreich, le premier, l'a essayé sur l'homme malade.

Appliqué sur la peau, il détermine bientôt une légère rubéfaction ; sur un muscle mis à nu, sur une plaie, sur les muqueuses, il agit comme un violent caustique, provoque l'irritation des parties et donne lieu à la formation d'une eschare profonde ; il en est encore ainsi quand, au lieu d'agir avec de l'hydrate cristallisé, on opère avec des solutions très-concentrées au tiers ou à parties égales.

Dissous dans une certaine quantité d'eau, il perd de sa causticité ; sa saveur est quelque peu âcre et amère ; mais pour l'emploi médical il est très-facile de la masquer au moyen de l'alcoolat de menthe. Son passage dans les voies digestives n'est pas sans produire certains phénomènes locaux qu'il est utile de noter : c'est ainsi qu'on a signalé un certain degré d'excitation de la muqueuse buccale et pharyngienne et du ptyalisme ; chez les animaux l'exagération de la sécrétion salivaire fait que le liquide de la bouche s'échappe de leurs lèvres comme une bave écumeuse : cette action ne se produit guère que lorsque l'emploi du chloral dure déjà depuis quelques jours, et que les solutions sont ou trop concentrées ou additionnées d'une quantité de sucre insuffisante, correctif efficace qui vient combattre l'irritation locale que produit le passage de cet agent thérapeutique. A leur arrivée dans l'estomac, les préparations de chloral déterminent une certaine sensation de chaleur, de caléfaction, qui rappelle un peu celle que produisent l'eau-de-vie et l'alcool : rarement il survient des nausées ou des éructations, encore moins des vomissements.

M. Laborde, qui s'est volontairement soumis à l'expérimentation, rapporte que l'usage du chloral a occasionné chez lui des points douloureux dans la région épigastrique ; c'est là un fait particulier, que je n'ai pu observer sur aucun malade, et que j'attribue à ce que M. Laborde a fait ses expériences dans un moment où le chloral pur se rencontrait rarement dans le commerce.

En injection sous-cutanée, l'administration du chloral est des plus faciles, mais n'est pas à l'abri de certains accidents, surtout si les solutions sont concentrées; elles peuvent alors donner lieu à des abcès phlegmoneux d'une certaine gravité.

En lavement, ce composé produit une sensation de cuisson, de brûlure légère : c'est là cependant une voie facile de pénétration pour cet agent thérapeutique, quand, dans certains cas, tels que le tétanos, le trismus, la contraction des muscles de la mâchoire empêche au malade d'ouvrir la bouche : j'aurai d'ailleurs l'occasion de parler plus longuement des divers modes d'administration du chloral au chapitre pharmacologie.

On peut se demander si l'hydrate de chloral au contact des liquides organiques de l'estomac subit une action de leur part; il est permis de répondre négativement, puisque l'acide sulfurique bouillant l'attaque à peine, et M. Personne a démontré, par l'analyse, qu'on ne retrouve jamais du chloroforme dans l'estomac des animaux chloralisés, mais bien du chloral en nature, ce dont il est facile de s'assurer.

En somme, malgré une légère action locale irritante qu'il est possible d'éviter par l'emploi de solutions étendues ou de préparations sucrées, l'administration du chloral est des plus simples et ne laisse pas de lésions après elle : au sortir du sommeil chloralique, dès le réveil, l'homme paraît tout dispos, et les animaux cherchent aussitôt leur nourriture.

2°. Effets généraux. — *Hypnotisme, anesthésie, action sur les principales fonctions de l'organisme.*

1° *Hypnotisme.* — Le sommeil est un des plus remarquables effets du chloral ; c'est aussi le premier et le plus constant, celui qui prime tous les autres : sur ce point les auteurs sont d'accord.

Variable avec l'idiosyncrasie du sujet, avec son âge, sa force et son état de santé, l'action hypnotique est encore subordonnée à la quantité du chloral introduite dans l'économie, au mode de pénétration; une jeune fille nerveuse, hystérique, sera fortement influencée par de légères doses, tandis qu'un alcoolique, un tétanique, ou un blessé en proie à la fièvre traumatique, pourront supporter des doses massives de chloral sans être trop éprouvés ; M. Demarquay a fait remarquer avec raison que l'état de débilité, de maladie, rendait les personnes bien plus accessibles à l'action du médicament.

Le sommeil procuré par le chloral est doux et paisible ; il ne donne point ce malaise, cette lourdeur ni ces rêvasseries importunes qu'on est en droit de reprocher à la plupart des narcotiques ; il arrive facilement, doucement, et sans qu'on puisse le différencier dans sa marche du sommeil ordinaire : sous l'influence du médicament l'homme sentant ses paupières s'appesantir, ferme les yeux et s'endort.

En cet état, les fonctions vitales conservent toute leur harmonie ; la respiration est calme et régulière, les bruits du cœur sont normaux, bien rhythmés ; la peau est dans une tiède moiteur, et la température générale quelque peu abaissée.

Ce sommeil est précédé d'une période d'assoupissement durant laquelle la sensibilité est à peine émoussée : les bruits extérieurs frappent encore l'oreille du sujet endormi ; son corps frissonne à l'impression d'un objet chaud ou froid, et la sensation d'une piqûre fait qu'il retire le membre touché ; souvent alors le malade se se réveille pour répondre aux questions qu'on lui adresse ; mais l'action soporifique persistant, le sommeil devient de plus en plus profond et difficile à troubler.

C'est sans doute cette période d'engourdissement transitoire qui sépare l'état de veille de celui d'hypnotisme, qui a pu faire dire à M. Demarquay que « le sommeil chloralique est léger et ne ressemble en rien à celui du chloroforme, le moindre bruit, le moindre attouchement réveillant le malade. » J'ai tout lieu de croire le contraire, et les faits démontrent clairement que, en général vingt à trente minutes après l'ingestion de 5 grammes de chloral, un adulte est profondément endormi : si on l'appelle, il ne répond plus ; on peut relever ses paupières sans crainte de briser son sommeil, et il faut le pincer assez fortement pour provoquer des mouvements réflexes ; si par cas il s'éveille il se rendort aussitôt.

Le réveil est doux, paisible ; il arrive graduellement, et le sujet reprend bientôt possession de lui-même : on peut d'ailleurs prolonger à volonté l'état hypnotique par une administration calculée, méthodique, de l'agent somnifère. Quelques auteurs ont cependant noté un état d'excitation initiale, une sorte d'ivresse, parfois même de délire. C'est là, il faut le reconnaître, un fait rare, exceptionnel ; cependant j'ai vu à l'hôpital du Midi une potion avec 2 grammes de chloral occasionner chez un malade un certain degré d'agitation avec excitation psychique, que je n'hésite pas à attribuer à la faible dose administrée. Il est à remarquer que, dans des cas semblables, si on élève brusquement la quantité de chloral, aussitôt les accidents disparaissent et l'action hypnotique du médicament se produit pleine et entière ; voilà pourquoi il importe, lorsqu'on veut obtenir le sommeil, de donner au malade la préparation chloralisée d'emblée, en une seule fois, ou tout au moins à intervalles très-rapprochés de quinze à vingt minutes.

Quelle est la dose nécessaire pour obtenir cet effet ? Il est évident qu'elle sera variable suivant l'âge, la santé et la force de l'individu et selon le but que l'on se propose d'atteindre. Liebreich admet que 3 à 4 grammes suffisent; il résulte d'ailleurs de la pratique journalière, que, sauf indication spéciale, 4 à 5 grammes chez l'adulte, 1 à 3 grammes chez l'enfant amènent promptement le sommeil; on procédera par décigrammes chez les nouveau-nés.

Il semble avéré du reste que les tempéraments nerveux exigent de moindres quantités que les tempéraments sanguins et lymphatiques : nous verrons d'ailleurs bientôt quelles sont les indications qui doivent faire varier la dose et les modes d'administration de ce précieux agent hypnotique.

2° *Anesthésie.*—Liebreich reconnaît à l'hydrate de chloral un certain pouvoir anesthésique, moindre il est vrai que la puissance hypnotique, mais encore bien manifeste: en cela il est d'accord avec sa théorie qui met en liberté, au sein de l'économie du chloroforme, l'agent anesthésique par excellence. Richardson pense aussi que, durant le sommeil chloralique, il y a un moment d'insensibilité complète avec abolition des mouvements réflexes.

Cependant, quelques observateurs ne veulent point reconnaître cette propriété remarquable du chloral, et M. Demarquay va même plus loin quand il écrit: (1869, Ac. Sc.): «Pendant tout le temps que les animaux sont restés sous l'influence du chloral, leur sensibilité était fortement exaltée ; le plus petit pincement de la queue, des oreilles ou des lèvres provoque chez eux des mouvements désordonnés et des cris plaintifs assez prolongés; les mêmes pincements faits sur des animaux sains ne produisent rien de semblable ;... la sensibilité tégumentaire est conservée, quelle que soit l'intensité du sommeil.»

MM. Dieulafoy et Krishaber, tout en admettant un certain degré d'anesthésie, la distinguent cependant de celle que produit le chloroforme : « Les phénomènes provoqués par le chloral sont en beaucoup de points différents de ceux obtenus par le chloroforme, quoique l'anesthésie soit égale dans les deux cas. »

On a dit encore, pour répondre à certains faits observés, que le sommeil empêche de percevoir la douleur et que, si l'on arrive par des doses élevées à produire l'anesthésie, c'est toujours en tuant l'animal.

Ce pouvoir anesthésique de l'hydrate de chloral ne saurait faire aujourd'hui l'ombre d'un doute, après les remarquables expériences dont j'ai été le témoin, et que chacun peut répéter à volonté.

Mais, avant d'aller plus loin, j'adresserai mes sincères remercîments à M. le professeur Vulpian, à M. le Dr Carville, de l'appui bienveillant qu'ils ont daigné m'accorder ; c'est au laboratoire de l'École pratique que j'ai vu reproduire les résultats obtenus par MM. Oré et Douaud (1) au moyen des injections intra-veineuses du chloral ; c'est encore à M. Carville que je dois de pouvoir présenter les tracés sphygmographiques si remarquables qui suivent : qu'il me soit permis de lui témoigner ici toute ma gratitude.

Les premières expériences que je vais rapporter datent de 1869, époque à laquelle le Dr Carville les communiqua à la Société de biologie.

(1) Oré et Douaud, Mém. méd. de Bordeaux, 1873.

Parmi plusieurs observations prises sur divers animaux, j'en citerai seulement deux, faites sur le chien, et qui sont des plus concluantes, car c'est l'animal lui-même qui semble avoir tracé les phénomènes successifs que détermine l'anesthésie par le chloral.

Expérience III.

Chien de taille moyenne, poids 8 kilos, ayant déjà servi à plusieurs expériences de Labbé et Goujon, fixé sur la table, décubitus dorsal; hémodynamomètre placé dans la cavité gauche.

2 heures. On obtient le tracé suivant, tracé normal :

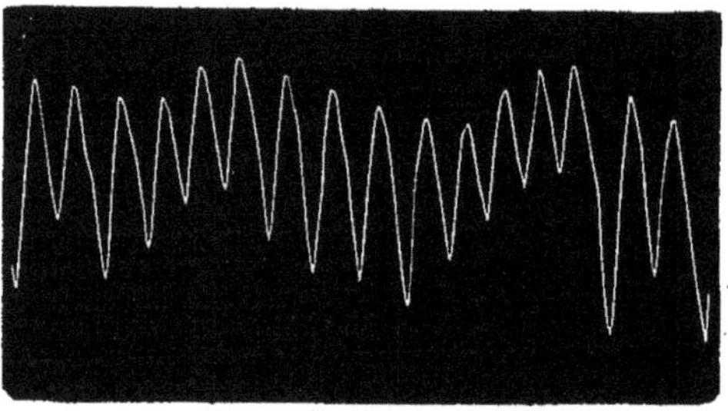

2 h. 8'. Injection dans une des veines de la patte gauche d'une solution : eau distillée 10 gr., hydrate de chloral 2 gr. L'injection réussit très-mal. Pas d'anesthésie véritable; diminution des mouvements.

3 heures. On fait une nouvelle solution de 10 gr. eau distillée, et gr. de chloral qu'on ajoute dans la veine crurale gauche, et on obtient le tracé suivant.

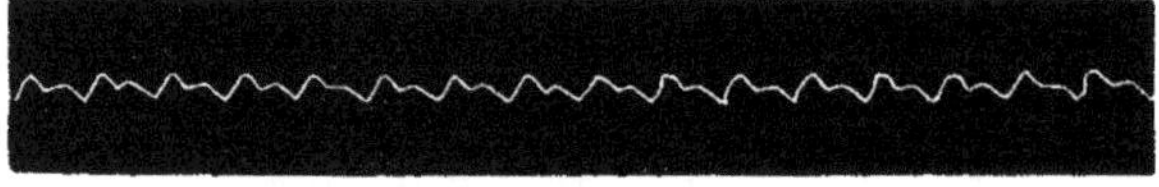

3 h. 5'. Le nerf sciatique droit est mis à nu, l'animal ne pousse pas un seul cri, ne fait pas un seul mouvement, et cependant le nerf a gardé ses fonctions. On prend le tracé qui suit, pendant qu'on électrise le sciatique.

Aucun changement appréciable avec les deux derniers tracés; donc anesthésie complète.

Expérience IV.

On a p réalablement curarisé l'animal pour obtenir son immobilité complète; on prend le tracé no rmal au curare.

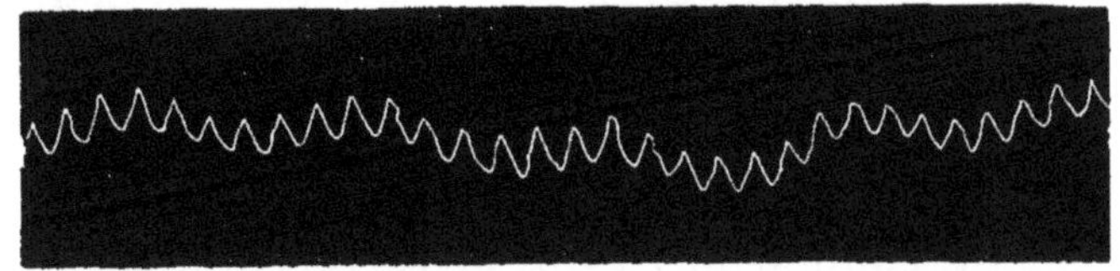

Cela fait, on prend le tracé suivant, et on él ectrise le sciatique droit à partir du point A. Immédiatement douleur vive, qui se traduit par une augmentation de la tension artérielle, de là, la rapide ascension que l'on observe.

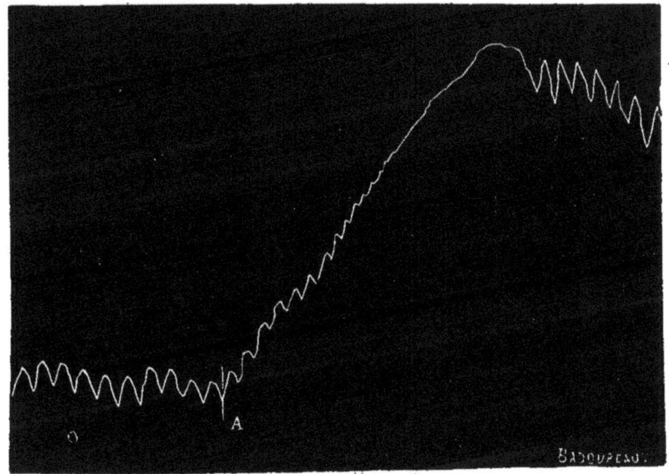

On mit alors une injection dansles reins avec une solution contenant 4g r. de chloral.

Le tracé étant commencé, on électrise le nerf sciatique à partir du point B.

Nul changement appréciable dans le tracé; anesthésie complète.

On le voit, il a été plusieurs fois possible de déterminer sur le même animal l'état d'insensibilité complète; le chien en question avait déjà servi aux recherches de MM. Labbé et Goujon avant de passer par les mains de M. Carville qui l'anesthésia à diverses reprises : d'où cette double conclusion, qu'on peut produire l'anesthésie au moyen du chloral, et cela sans compromettre fatalement, comme on l'a dit, la vie de l'animal.

Cette action de l'hydrate de chloral est encore bien plus saisissante si on a recours aux injections intraveineuses, préconisées par MM. Oré et Douaud.

Voici ce que nous avons observé avec M. Carville, qui eut l'extrême obligeance de soumettre deux chiens à l'expérimentation :

L'animal, de taille moyenne, reçut une première fois dans la crurale droite, en poussant lentement l'injection, 7 centimètres cubes d'une solution aqueuse de chloral, calculée de façon que 2 centimètres cubes représentaient 1 gramme de principe actif; par conséquent, il fût injecté 3 gr. 25 de chloral.

L'opération demanda à peine cinq minutes, une minute après l'animal était plongé dans un état profond d'anesthésie.

On le détache; la résolution musculaire est complète, la sensibilité totalement éteinte : on promène les deux électrodes d'une pile énergique sur les lèvres, autour des yeux, sur les muscles, le long du rachis, sans provoquer la moindre plainte de la part de l'animal. Sous l'action du courant, les contractions sont brusques, violentes, mais les mouvements réflexes ne se manifestent pas.

Cependant, si l'on continue quelques minutes encore l'application de l'électricité, l'animal commence à faire entendre quelques gémissements, qui vont croissant jusqu'au hurlement.

L'anesthésie a alors disparu; si à ce moment on pousse une nouvelle injection de 75 centigr., total 4 gr., on constate que tous les phénomènes de l'anesthésie se reproduisent comme avant.

L'animal dort; les membres sont pendants et dans un complet état de résolution; l'anesthésie persiste encore deux heures après l'opération. Je quittai alors le laboratoire, et j'ai su depuis que le chien ne s'était réveillé que huit heures après.

Cette observation est assurément pleine d'intérêt, et elle ne peut laisser le moindre doute sur l'action du chloral comme agent puissant d'anesthésie et de résolution musculaire ; en outre, elle offre ce point important à connaître, à savoir que les phénomènes provoqués par l'anesthésie disparaissent rapidement au moyen de l'électricité.

Dans une seconde expérience comparative, faite au moyen du chloroforme, nous avons assisté à la même succession des faits observés déjà; les courants promenés le long du rachis agissaient pareillement dans l'anesthésie produite par le chloral, comme dans l'anesthésie produite par le chloroforme.

Je dirai enfin que, chez le chien, pour qui sait combien les accidents de la chloroformisation sont à redouter en pareil cas, l'emploi de l'hydrate de chloral offre une supériorité incontestable sur les autres agents anesthésiques. Au laboratoire de M. Vulpian, on fait un fréquent usage de ce composé chimique dans les expériences douloureuses, et tout récemment encore le savant professeur a pu enlever sur un chien le ganglion cervical supérieur, opération longue et minutieuse, avec la plus grande facilité, sans causer la mort de l'animal.

Maintenant, qu'observe-t-on dans le processus des phénomènes anesthésiques produits par le chloral? Après une première période durant laquelle la sensibilité est à peine émoussée, les mouvements volontaires disparaissent les premiers, comme si le cerveau seu. recevait tout d'abord l'impression chloralique; mais bientôt l'action se continuant, la moelle est atteinte à son tour, les mouvements réflexes sont abolis, la résolution musculaire s'établit, et l'anesthésie paraît complète.

Au réveil, la succession des effets produits a lieu avec la même gradation, mais en sens inverse; la moelle se dégage la première de l'influence du chloral, puis le cerveau reprend ses facultés, car les mouvements volontaires n'apparaissent qu'après que la sensibilité réflexe s'est rétablie.

Quand l'action anesthésique est poussé trop loin, la mort survient; le cœur s'arrête, comme si après avoir agi graduellement sur tout le système nerveux, le chloral étendait son action finale, jusqu'aux ganglions du cœur qui cesse de battre, et peut dès lors être considéré comme l'*ultimum moriens* de l'organisme.

Telle est encore l'opinion de Liebreich et de Richardson, toutefois M. le professeur Gübler ne pense pas ainsi. Pour lui, l'hydrate de chloral est un agent qui s'adresse au cœur, dont il ralentit les mouvements jusqu'à la paralysie; agissant comme un poison, il pourrait déterminer l'arrêt du cœur sans produire auparavant la disparition de la sensibilité réflexe.

Pour le démontrer, M. Gübler a fait l'expérience suivante : deux grenouilles sont soumises séparément, l'une aux inhalations du chloroforme, l'autre aux vapeurs du chloral anhydre.

La première est rapidement anesthésiée, et l'autre meurt bientôt après, au milieu de violentes convulsions; le cœur avait cessé de battre, et les mouvements réflexes persistaient encore : « la grenouille meurt donc comme si le chloral était un poison du cœur, tandis que le chloroforme n'agit que sur les nerfs sensitifs et la cellule sensitive. »

On ne saurait cependant rien conclure du résultat obtenu dans cette expérience, car l'auteur a opéré au moyen du chloral anhydre, corps très-avide d'eau, violent caustique, profond désorganisateur des tissus; et il se peut fort bien, qu'en ce cas, il ait agi moins comme anesthésique que comme un poison énergique.

Circulation, respiration. — Quant aux effets généraux que détermine l'hydrate de chloral sur les grandes fonctions de l'organisme, les auteurs paraissent à peu près d'accord; ils ont tous constaté une diminution dans le nombre des mouvements respiratoires, le ralentissement du pouls, et l'abaissement de la température.

C'est ce qu'on peut facilement observer durant le sommeil chloralique. Le Dr Offret (thèse 1870), qui a pris de nombreuses observations, au moyen du sphygmographe et du thermomètre, a fait voir que, dans la plupart des cas, les mouvements respiratoires diminuaient de quelques unités, et que la température s'abaissait de quelques dixièmes de degrés chez l'homme.

Conclusion. — Tels sont, en résumé, les principaux phénomènes auxquels donne lieu l'introduction du chloral dans l'organisme : quel est maintenant son mode d'action? Agit-il réellement comme chloral, ou bien doit-il simplement son action au chloroforme qu'il produit dans l'économie, par dédoublement chimique?

Je dirai tout d'abord que les ressemblances dans les effets comparés du chloral et du chloroforme sont bien plus grandes que les différences; ainsi, le chloroforme en inhalation donne lieu à trois stades bien connus : 1° période d'excitation; 2° sommeil plus ou moins profond avec résolution musculaire; 3° anesthésie.

Ces mêmes phénomènes se retrouvent dans l'action du chloral, sauf la période d'excitation initiale, qu'on observe encore parfois; s'il est une distinction, elle consiste en ce que par le chloral, le sommeil domine; par le chloroforme, au contraire, c'est l'anesthésie; l'une et l'autre substance, d'ailleurs, amènent promptement la résolution musculaire, et toutes deux l'anesthésie d'une même manière, c'est-à-dire la disparition graduelle des mouvements volontaires et des mouvements réflexes, enfin l'arrêt du cœur.

Nous ne croyons pas cependant que le chloral agisse seulement comme du chloroforme, ainsi que le veut Liebreich; nous pensons plutôt que son action doit être considérée comme la résultante des actions simultanées de ses deux facteurs de dédoublement dans l'organisme, l'acide formique et le chloroforme.

Dans ses recherches comparatives sur le chloral, le chloroforme et le trichloracétate de soude, M. Byasson a cherché à établir les différences d'action que présentent chacun de ces trois composés, et tout en constatant que le trichloracétate de soude « agit uniquement comme du chloroforme qui pénètre lentement dans le sang, » l'auteur fait voir que l'hydrate de chloral possède une action à lui propre, distincte, qui n'est plus seulement celle du chloroforme, mais qu'il considère comme résultant de l'action surajoutée du chloroforme et de l'acide formique.

Il est très-probable que cet acide, se produisant en même temps que le chloroforme, dans les mêmes conditions, au sein de l'organisme, ne doit pas rester sans exercer aussi une certaine action. Quelle est son influence, quelle part a-t-il dans les phénomènes qui suivent l'absorption du chloral? je ne saurais le dire; mais il se peut fort bien que son action se joignant à celle du chloroforme, vienne donner à l'ensemble des effets produits, une physionomie toute particulière.

Mais dira-t-on, s'il en est ainsi, si le chloral agit surtout par le chloroforme auquel il donne naissance, comment se fait-il que des doses minimes de cette substance déterminent des effets dont seraient incapables des quantités doubles de chloroforme, sachant surtout qu'un gramme de chloral ne produit, par son dédoublement chimique, que 766^{mm} de chloroforme?

Ce fait est vrai, il ressort nettement de l'observation journalière; mais, à mon avis, les auteurs qui ont soulevé cet argument n'ont pas tenu assez compte du mode d'action et de pénétration de chacun des deux composés ainsi mis en opposition.

Il ne faut pas oublier, en effet, que le chloroforme est très-peu soluble dans l'eau, qu'il se mêle difficilement avec les liquides de l'organisme et que par suite son introduction dans la circulation est lente et difficile; cela est tellement vrai qu'on a observé des cas (Tardieu) (1), où de grandes quantités de ce composé chimique, même 100 grammes, ont pu être ingérées, en donnant lieu, il est vrai, à des accidents graves, mais sans déterminer la mort.

Si maintenant on fait pénétrer le chloroforme par les voies pulmonaires, assurément l'absorption sera

(1) Tardieu. Empoisonnements, p. 836.

bien plus rapide; mais encore faut-il noter la grande déperdition qui se produit, puisque mécaniquement, à chaque mouvement d'expiration une partie du chloroforme est chassée au dehors.

Au contraire, que se passe-t-il avec le chloral? Introduit en solution par le tissu cellulaire, la bouche ou le rectum, il est promptement entraîné dans la circulation; le sang, agissant par son alcalinité, le décompose, et le chloroforme produit exerce une action immédiate : cette action a lieu presque instantanément, comme nous l'avons fait voir, lorsqu'on a recours aux injections intra-veineuses.

Notons enfin que ce chloroforme se trouve dans des conditions particulières, qui doivent augmenter assurément son action : ainsi, il se forme dans la masse même du sang, et cela dans un état de division extrême, circonstance qui favorise sa dissolution dans le sérum; il se trouve à l'état naissant, et nous savons tous combien cette manière d'être des corps devient en chimie une force nouvelle, force qui dans ce cas peut se traduire peut-être par une exaltation dans son action physiologique.

Tels sont les faits qui nous permettent de considérer l'action du chloral comme à lui spéciale; son dédoublement dans l'organisme, nous l'avons démontré par l'analyse chimique, et nous avons constaté aussi qu'on retrouvait, dans les produits d'expiration de l'animal chloralisé du chloroforme en nature : nous conclurons donc en disant que l'hydrate de chloral agit par les deux facteurs qu'il engendre dans sa décomposition chimique, l'acide formique et surtout le chloroforme.

CHAPITRE IV.

Clinique et thérapeutique. — Observations.

Dès son apparition sur la scène médicale, le chloral souleva le plus grand enthousiasme ; la théorie de son action sur l'organisme, ses effets jusqu'alors inconnus, suscitèrent un engouement général, surtout à l'étranger. En peu de temps il devint l'objet d'applications thérapeutiques aussi nombreuses que variées, et dans cette première période il fut employé au hasard, sans discernement aucun, dans une foule d'affections, si bien que l'anglais Crichton-Browne put dire avec quelque raison, « un fleuve de chloral a coulé sur la terre, et toutes les maladies y ont été indistinctement plongées. »

Il en est ainsi de bien des substances médicamenteuses ; beaucoup ont eu leur moment de vogue qui, panacées d'un jour, sont tombées le lendemain dans l'oubli.

Les propriétés du chloral sont aujourd'hui bien connues ; l'expérience est venue pleinement confirmer les déductions de la science, et l'on ne saurait dénier les remarquables effets de ce produit qui a pris place au premier rang parmi les agents de la thérapeutique moderne.

Assurément ce serait tomber dans une grossière exagération que de considérer l'hydrate de chloral comme un remède à tous les maux ou comme un spécifique propre à telle ou telle affection ; mais ce que chacun peut constater, c'est que, dans la plupart des maladies ou accidents qui occasionnent de vives souffrances (névralgie dentaire, brûlures, coliques néphrétiques, etc.,) cet agent donne toujours d'excellents résultats, en combattant ces deux symptômes si dangereux : l'insomnie et la douleur.

C'est comme calmant et réparateur que l'hydrate de chloral agit avec succès contre la goutte, la sciatique, le rhumatisme articulaire aigu, les névralgies ; en outre, par l'action directe qu'il exerce sur les centres nerveux, son emploi sera utile contre les tetanos, le trismus, la chorée, le délire et les convulsions, ce délire des muscles, selon l'expression du professeur Bouillaud ; contre la plupart des névroses, soit celles du mouvement, de l'idéation ou de la sensibilité ; contre la toux convulsive, l'asthme et la coqueluche des enfants.

Dans ces différents cas, lorsqu'il ne s'agit pas d'une lésion organique, mais seulement d'une souffrance provenant de l'ébranlement nerveux, la sédation momentanée apportée par le chloral durant le sommeil persiste encore au réveil, et souvent la douleur a disparu.

On le voit, les applications du chloral à la médecine découlent nettement de son étude physiologique ; j'ajouterai que, comme hypnotique, il doit être préféré aux nombreux narcotiques que fournit la matière médicale ; son action est sûre et rapide ; le sommeil arrive promptement, sans secousse, et le réveil ne laisse après lui rien de cet état de malaise, de torpeur, de congestion céphalique, qui ne manque jamais après l'administration de l'opium, des solanées et de leurs alcaloïdes.

En chirurgie, l'emploi du chloral comme anesthésique a reçu jusqu'à présent d'assez nombreuses applications ; il a été surtout employé contre le tétanos, le délire traumatique et dans quelques petites opérations de courte durée : comme caustique puissant, comme profond modificateur des tissus, il a été encore préconisé dans le traitement de certains ulcères et des plaies de mauvaise nature.

Cependant aujourd'hui, après les récents travaux de MM. Oré et Douaud, quand on sait qu'une injection intra-veineuse de 4 grammes détermine chez un chien, et cela en moins de deux minutes, l'état d'anesthésie complète avec une profonde résolution musculaire, on est en droit de se demander si l'hydrate de chloral n'est pas appelé à jouer un grand rôle dans la pratique chirurgicale.

C'est ce que nous apprendront les expériences qui ne manqueront pas de se faire. En attendant, il nous reste à examiner en détail quelles sont jusqu'à ce jour les principales applications de l'hydrate de chloral, ses indications et ses contre-indications thérapeutiques, ses avantages et ses inconvénients.

Du chloral chez les aliénés. — C'est sur des aliénés que Leibreich tenta pour la première fois l'emploi de l'hydrate de chloral comme agent médical : les résultats obtenus furent des plus satisfaisants dans les cas d'agitation maniaque, d'excitation psychique, de délire, états presque toujours accompagnés d'insomnie rebelle.

Parmi plusieurs observations rapportées par l'auteur, je citerai la suivante, remarquable à plusieurs points de vue.

Observation I.

Schmohl est déjà à l'hôpital depuis trois mois, il est atteint de mélancolie et de stupeur profonde. Le malade ne parle jamais spontanément, ne répond pas aux questions qu'on lui pose; il ressemble à une figure automatique, reste planté partout où on le place; si on lui soulève les bras en l'air, ils restent quelque temps dans cette position et retombent ensuite peu à peu ; fait-on tomber un bras plus vivement, l'autre se relève un peu. Sur notre demande, il tire la langue, mais la fait à peine arriver aux lèvres. Pouls 70 ; pas de fièvre.

Le 4 juin j'administrai au malade, vers 1 h. 33' de l'après-midi 1,75 gr. d'hydrate de chloral dans un verre d'eau, mais sans correctif; il but la potion sans tousser. On le place ensuite horizontalement sur un lit; les yeux sont fixes comme auparavant; après dix minutes, les yeux s'humectent; la respiration est entrecoupée et devient ensuite régulière. Respirations, 20 à la minute. L'œil devient plus limpide; les pupilles sont assez grandes; le malade tousse de temps en temps, mais sans expectoration (il toussait déjà auparavant). De temps en temps il remue les paupières, l'œil droit se ferme plus que l'œil gauche (pouls, 76). Trois minutes plus tard, les yeux se ferment peu à peu.

Après vingt-sept minutes ils sont fermés (pouls, 70; resp., 22 à la minute). Si on soulève les mains, elles retombrnt peu à peu. Quand on appelle le malade, il se réveille et entr'ouvre les yeux ; après quelques secondes il les referme. On lui dit de montrer la langue, il l'avance un peu. mais la retire aussitôt; ensuite il s'endort, et on a beau l'appeler il ne se réveille plus.

6 h. 15'. Le malade dort encore, respire tranquillement : pouls, 60. On l'appelle fortement, il se réveille et se rendort aussitôt.

8 heures. On l'éveille, et deux gardiens le conduisent à un étage supérieur; là on le met sur un lit, il s'endort jusqu'au lendemain, se réveille entre 5 et 6 heures du matin et déjeune comme à l'ordinaire. Le malade est dans son état habituel; il a dormi environ seize heures (Obs. XIV, Liebreich, 1870).

L'auteur ajoute que les doses sont variables selon les genres de folie, mais qu'en général elles doivent être plus élevées chez les aliénés que chez les malades à l'esprit sain. Et plus loin (obs. XVII) il dit que dans les cas d'agrypnie, alors qu'on manque le plus souvent de moyens soporifiques, le chloral s'est toujours montré efficace, même dans plusieurs cas où une dose assez élevée de morphine était restée sans effet.

Il résulte d'ailleurs de plusieurs faits observés,

que l'association des opiacés et de l'hydrate de chloral donne des effets plus constants et d'une durée plus longue que n'en produit le médicament administré seul; son action est alors plus rapide, plus soutenue, et M. le professeur Gubler a établi que les opiacés, les anodins étaient les synergiques du chloral.

La dose sera variable suivant l'état du malade et le résultat qu'on désire obtenir; en moyenne, 4 à 6 grammes donnés en deux fois, suffisent pour amener promptement le sommeil.

Il est toutefois dans le traitement spécial des affections mentales quelques contre-indications dont il faut tenir compte : ainsi en est-il de l'état de débilité extrême du malade, d'une lésion cardiaque avec ralentissement de la circulation, de la paralysie générale progressive surtout à la dernière période quand l'organisme est déjà sous le coup d'un profond affaissement.

En Angleterre Crichton-Browne, à l'asile de West-Ridding, a constaté ce fait que, si l'usage du chloral est maintenu assez longtemps, son action dépressive peut s'étendre à la moelle allongée et amener la paralysie des extrémités : le Dr Manning (*the Lancet*, 1872) cite même quelques cas dans lesquels l'aggravation des symptômes a dû faire cesser le traitement : les accidents disparurent d'ailleurs promptement sous l'influence de préparations à base de strychnine et montrèrent ainsi qu'ils étaient dus réellement à l'agent thérapeutique employé.

Cependant M. Voisin n'a pas eu l'occasion de constater ces symptômes chez des paralytiques confirmés : entre autres observations recueillies dans son service, je citerai les deux suivantes :

Obs. II. — R..., 28 ans, lingère, entrée le 6 juin 1873, paralysie générale progressive, avec délire hypochondriaque, idées de grandeur, tremblement des membres, inégalité pupillaire, prononciation embrouillée, enfin tout le cortége inévitable de son affection.

Pour calmer l'excitation et provoquer le sommeil, nous eûmes recours au traitement par le chloral à la dose de 2 grammes. La malade n'a pas semblé éprouver le moindre inconvénient.

Obs. III. — S..., 25 ans, couturière, entrée le 4 août 1871, morte le 14 juillet 1873, présente tous les symptômes de la folie paralytique avec phénomènes d'ataxie bien caractérisés. Le chloral est donné à la dose de 2 gr. par jour et n'a jamais produit aucun effet qui pût faire croire à la contre-indication dans la paralysie générale.

C'est en connaissance de cause que le Dr Voisin s'est toujours maintenu dans des doses assez faibles de chloral ; nul doute qu'à des quantités plus élevées il n'eût constaté les effets dépressifs qu'il détermine dans la plupart des cas.

Telle est encore l'opinion de M. Legrand du Saulle : autant ce médecin aliéniste se montre satisfait des résultats fournis par le chloral dans l'insomnie rebelle, l'agitation maniaque, le délire alcoolique, autant il en blâme l'emploi dans certains états de l'aliénation mentale, tels que la démence sénile et la paralysie générale, et chaque fois que l'organisme se trouve affaibli par une cause ou autre, soit l'âge, soit la maladie.

Alcoolisme, delirium tremens. — C'est surtout dans ce genre d'affections que le chloral a été administré avec le plus grand succès : dans l'alcoolisme aigu, il calme promptement le délire, procure au malade un sommeil réparateur qui apporte la sédation des centres nerveux en éréthisme ; souvent, au réveil, les accidents ont entièrement disparu.

Dans le delirium tremens les avantages du chloral sont encore plus marqués : sous son influence, le calme et le repos surviennent dans un laps de temps très-court : en cela, nul agent thérapeutique ne peut lui être comparé.

C'est dans les cas de delirium tremens que le praticien peut sans crainte augmenter la dose du médicament et atteindre ainsi un chiffre assez élevé : dans plusieurs cas, 8, 10 et même 15 grammes ont pu être donnés sans inconvénient ; cette dose sera d'ailleurs variable suivant l'âge du malade et son degré d'agitation (Barnes, Richardson, Gubler, G. Sée, Panas, Verneuil, Legrand du Saulle).

Observation IV. — *Délire alcoolique.* — *Guérison par le chloral.*

X..., employé des hôpitaux, 46 ans, constitution robuste, tempérament sanguin, avait eu dans sa jeunesse des habitudes alcooliques dont il s'était plus tard complètement débarrassé. Une occasion s'étant un jour présentée, il se livra avec quelques amis à des libations probablement trop copieuses, car, se trouvant dans la rue de Rivoli, il fut pris tout à coup d'un accès de délire, et s'élança sur la chaussée au travers des voitures, gesticulant avec véhémence. Ses amis couraient après lui sans pouvoir l'atteindre, lorsque le poste parvint à arrêter notre homme au passage.

A son arrivée à l'hôpital, X... était encore dans un état d'agitation extrême ; ses bras portaient l'empreinte des violences qu'on avait dû exercer sur lui pour le contenir : bruyant, loquace, il ne cessait de parler avec incohérence.

Tel était son état à 6 heures. A 7 heures, un instant de calme semblait se produire, quand, subitement, il devint comme un fou furieux : les premiers symptômes s'accentuèrent davantage son agitation fut encore plus grande ; deux garçons vigoureux avaient besoin de toutes leurs forces pour le maintenir dans son lit.

C'est alors qu'une potion de 3 grammes de chloral lui fut administrée coup sur coup : un quart d'heure après, le sommeil survint et dura jusqu'au matin. Au réveil, tous les symptômes avaient disparu et ne se sont plus renouvelés.

Chorée, épilepsie. — Les faits acquis jusqu'à ce jour à la science ne laissent aucun doute sur le peu d'efficacité du chloral dans le traitement de l'épilepsie ; cependant M. Sée, dans un cas d'épilepsie saturnine, a vu les accidents diminuer et disparaître par l'emploi de l'hydrate de chloral.

Contre la chorée, les observations abondent en faveur de cet agent thérapeutique, et, s'il est permis de le mettre en parallèle avec le bromure de potassium, on doit lui reconnaître une supériorité bien marquée sur les préparations de zinc seul, ou associé à l'acide valérianique, sur l'arseniate de soude et les autres substances antichoréiques.

Le Dr Bricheteau dit en avoir obtenu de bons résultats, et M. Bouchut écrit que, dans chaque cas traité par lui, il a pu déterminer souvent la guérison, toujours une amélioration notable. James Russell (*Med. Times*, 1870) a publié une observation de chorée survenue chez une femme enceinte et guérie par le chloral ; M. Charpentier, dans sa thèse d'agrégation, cite aussi plusieurs exemples traités avec le même succès.

D'un autre côté, quelques praticiens (Gubler, Roger, Moutard-Martin), prétendent que le chloral apporte bien du calme, du sommeil, une certaine sédation, mais rarement la guérison ; M. Moutard-Martin a même publié (17 novembre, Société thérapeutique), une observation dans laquelle le chloral s'est montré absolument impuissant chez une jeune fille.

Cependant, tout récemment encore, le Dr Rougeot, dans sa thèse inaugurale, a publié de nombreuses observations en faveur du chloral considéré comme antichoréique ; dans les expériences comparatives faites à ce sujet à l'hôpital Sainte-Eugénie, dans le service de M. Blachez, l'auteur dit que, sur dix cas de chorée traités par le bromure à la dose de 5 grammes par jour, la moyenne de la durée de la maladie a été de 39 jours ; sur treize cas traités par l'hydrate de chloral, à des doses qui varient entre 4 et 7 grammes, la durée a été de 18 jours.

De l'ensemble des faits observés, et ils sont nombreux, je crois qu'on peut conclure en faveur du chloral dans le traitement de la chorée, tout en reconnaissant que le bromure de potassium donne aussi de bons résultats.

Observation V. — *Chorée datant d'un mois. — Traitement par le tartre stibié. — Guérison par le chloral.*

Victor, âgé de 10 ans, entre à l'hôpital Sainte-Eugénie le 26 janvier 1870, salle Saint-Benjamin, service de M. Barthez.

Depuis un mois, l'enfant présente tous les symptômes successifs de l'établissement d'une chorée confirmée d'une certaine intensité, surtout à droite.

L'enfant rentre à l'hôpital le 26 janvier. Après deux jours de repos, on commença le traitement par le tartre stibié jusqu'au 6 février. Aucune amélioration ne s'était produite ; au contraire, la maladie était devenue plus intense.

Le 6. On commença le traitement par le chloral, 2 grammes à 9 heures du matin : l'enfant dort et se réveille à midi 45 minutes ; mange de bon appétit, et les mouvements choréiques reprennent leur intensité.

A 1 h. 10' l'enfant reprend 2 grammes de chloral, et il dort jusqu'à 6 h. 5' ; à 6 h. et demie, il reprend de nouveau 2 gr. de chloral et s'endort. Les jours suivants seulement on remarque un peu d'amélioration.

Le 13. L'enfant peut manger et s'habiller.

Le 14. L'enfant ne prend plus que 2 gr. de chloral.

Le 15. On cesse complètement le chloral, et le 20 l'enfant sort guéri (Obs. XIII, thèse Rougeot).

Réflexions. — Dans cette observation, nous voyons le

tartre stibié employé à haute dose éprouver un insuccès complet, et, soit dit en passant, nous n'accordons qu'une confiance limitée au traitement de la chorée par le tartre stibié. Le traitement par le bromure de potassium lui est bien supérieur et ne peut pas cependant soutenir la comparaison avec le traitement par le chloral. »

Coqueluche, asthme. — Soit qu'on considère cette affection comme une névrose ou comme un catarrhe spécifique, il n'en est pas moins vrai que le chloral possède contre elle une efficacité réelle, bien supérieure à celle de tous les médicaments généralement employés en pareil cas. Il résulte d'une foule d'observations (*Gaz. hôp.*, 1870-1871. *Lyon Méd.* 1870. Ferrand) que, donné à la dose variable de quelques décigrammes à 2 grammes, suivant l'âge de l'enfant, l'hydrate de chloral apporte promptement au petit malade tout d'abord du soulagement, une amélioration manifeste, enfin la guérison. Souvent, quand la belladone et les opiacés, les balsamiques ont échoué, cette substance est venu témoigner de son heureuse influence; c'est, en effet, le meilleur des hypnotiques, surtout dans la médecine des enfants; il réussit mieux que l'opium, dont il n'a aucun des inconvénients.

Quant à la dose, nous pouvons dire que 20 à 80 centigrammes dans une potion de 60 grammes, ou mieux en sirop, seront suffisants chez un petit malade de 1 à 2 ans; 1 à 2 gr. calmeront les accès chez ceux plus âgés, de 2 à 7 ans, dans un laps de temps très-limité.

L'hydrate de chloral a encore donné de bons résultats dans le traitement des convulsions infantiles, dans la toux à forme convulsive, dans ce qu'on désigne vulgairement sous le nom de toux nerveuse, dans les cas de spasmes des muscles respiratoires; il agit encore avec succès contre l'asthme, dont il tempère l'intensité des accès et en diminue la fréquence; il apporte le calme au malade et lui procure un sommeil qu'il trouve difficilement dans cette cruelle affection; toutefois, on ne l'emploiera qu'avec prudence, surtout chez les individus affaiblis ou atteints de lésions cardiaques.

Observation VI. — *Coqueluche traitée et guérie en quatre jours par le sirop de chloral.*

Il s'agit d'une enfant 6 ans, Céleste V..., fortement constituée, dont l'état général paraît satisfaisant.

Depuis trois semaines elle est atteinte de la coqueluche, les accès sont fréquents, et leur nombre va toujours en augmentant; la moyenne aujourd'hui est de 10, avec des quintes de toux fort douloureuses, intenses, allant parfois jusqu'au vomissement. A l'auscultation, râles sibilants et ronflants. Le pouls est fréquent, sans fièvre, sans élévation de température.

Les vomitifs et les calmants ordinaires, le bromure de potassium n'ayant pas donné de résultats, on songe à administrer l'hydrate de chloral, et la petite malade prend le soir, en deux fois, la préparation suivante:

Sirop de Tolu, 60 grammes; chloral, 1 gramme.

Vingt-cinq minutes après l'enfant s'endormit; la nuit fut calme, et depuis son réveil, à 8 heures, jusqu'à 11 heures du matin, les accès n'eurent plus lieu. A ce moment survint une quinte violente, prolongée, avec une toux aboyante et des phénomènes aussi intenses que la veille; mais elle n'eut que quatre accès dans la journée.

Le soir, la même préparation fut administrée : un seul accès eut lieu le lendemain, et ils disparurent définitivement après quatre jours de traitement.

Observation VII. — *Coqueluche guérie par le chloral en trois jours.*

Hôpital Sainte-Eugénie, service de M. Barthez, salle Saint-Benjamin.

C'est un enfant de 7 ans, Louis L..., atteint il y a quinze jours environ, d'une bronchite; la toux devint bientôt fréquente, quinteuse, et prit tous les aspects de la coqueluche, que confirmait déjà le catarrhe oculo-nasal.

Guidés par les bons résultats obtenus précédemment, on administre d'emblée une potion avec 1,50 de chloral, le soir vers 8 heures. L'enfant dort toute la nuit jusqu'à la visite du matin.

Dans la journée, la toux revient aussi violente, et l'enfant vomit même, après une quinte prolongée. Le soir, potion de chloral avec 2 grammes. Sommeil qui dure jusqu'au matin; deux seuls accès dans la journée.

Même traitement le soir : l'enfant eut encore deux quintes de toux, mais de courte durée, et, à partir du quatrième jour, les accès ne se rencontrèrent plus; le chloral fut encore continué chaque soir, par précaution, à la dose de 1 grammes, le petit malade était guéri.

Névralgies. — C'est à la fois comme hypnotique et comme anesthésique que l'hydrate de chloral pourra intervenir avec avantage dans le traitement de ces états douloureux désignés sous le nom de névralgies, et rebelles si souvent à toute médication.

Namias (*Ac. méd.*, 1869) dit avoir obtenu la guérison d'une névralgie du rameau sus-orbitaire en employant le chloral en injection sous-cutanée. M. Mauriac, à l'hôpital du Midi, a utilisé avec succès les propriétés calmantes du chloral pour combattre les algies de nature vénérienne, les douleurs ostéoscopes et les arthralgies, si communes dans la syphilis. Dans les cas de névralgie dentaire, on a souvent obtenu de bons résultats de l'emploi du chloral, soit en injection sous-cutanée, soit en potion.

Obs. VIII. — Mme E..., 31 ans, accouchée deux jours auparavant de son 6e enfant, souffrait d'un violent mal de dents qui l'empêchait de dormir depuis sa délivrance. La douleur produisait un état d'excitation fébrile, le pouls battait environ 100 fois par minute. Je lui administrai 25 grains de chloral (1,25) dans une potion, qui amenèrent un prompt soulagement et produisirent en peu de minutes un sommeil qui dura trois heures. Elle se réveilla en prononçant quelques paroles d'étonnement et ne ressentit plus aucune douleur. (XI, Brates, *Journal materia medica.*)

Les trois observations suivantes sont propres à montrer combien le soulagement procuré par l'emploi du chloral est rapide et continu; son action sédative et l'influence du sommeil calme, qui en est la conséquence, se font heureusement sentir sur l'état général.

Observation IX. — *Névralgie ancienne de la région gastrique.*

Mme B..., sage-femme, âgée de 62 ans, d'une bonne constitution, mariée et mère de trois enfants, a eu jusqu'à l'âge de 37 ans une santé parfaite. A la suite de contrariétés, de fatigues excessives et de peines morales très-vives, elle commença à éprouver les symptômes suivants : une douleur à forme lancinante, ayant pour point de départ la région ombilicale, s'irradie dans tous les sens et remonte surtout vers la région épigastrique, où elle s'accentue et se transforme en crampes des plus douloureuses. Parfois la douleur aiguë gagne les régions lombaire et rénale; souvent elle descend dans les membres inférieurs sans suivre un trajet déterminé. Chaque période douloureuse a une durée moyenne de dix ou douze jours; rien de régulier dans leur apparition : chaque crise persiste de deux à trois heures, offrant des recrudescences très-variables. La douleur augmente toujours le soir et empêche le sommeil. Dans certains cas, il y a efforts de vomissements. La période de souffrance passée, toutes les fonctions s'exécutent normalement, et la malade reprend sa gaieté habituelle; un teint très-anémié, un visage crispé et ridé par les souffrances sont les seuls indices d'un état qui remonte à l'année 1848. Mme B... avait depuis longtemps épuisé les différentes formes de médication, et aucune n'ayant pu lui procurer de soulagement, elle en était réduite à supporter courageusement ses douleurs.

Le 27 novembre 1873, au second jour d'une nouvelle crise, elle prend une cuillerée à bouche de sirop de chloral Follet, à neuf heures du soir. Une demi-heure après elle était plongée dans le sommeil le plus calme, qui dura environ six heures. Au réveil les sensations douloureuses persistent, mais très-faiblement. Mme B... peut vaquer à ses occupations. Le soir, reprise légère des crampes et administration d'une cuillerée de sirop de chloral : le sommeil se montre un quart d'heure après et persiste sans interruption durant huit heures. Au réveil toute douleur a disparu : la tendance au sommeil persiste encore quelque temps. Le soir du 29, la douleur ne reparaît pas, et le sommeil arrive naturellement. Jusqu'au 3 décembre, aucune reprise douloureuse ne s'est manifestée, mais le soir de ce jour, quelques crampes se font sentir dans la cuisse gauche : Mme B... prend une cuillerée de sirop de chloral et s'endort jusqu'au lendemain matin. La douleur avait disparu, et aucune crise ne s'est manifestée jusqu'à ce jour, 26 décembre.

Peut-on affirmer que les périodes douloureuses ont disparu pour toujours ? Il est probable qu'elles se manifesteront encore, mais il est certain qu'elles céderont de même par l'emploi du sirop de chloral, et Mme B... n'appréhende pas leur retour.

Observation X. — *Névralgie dentaire.*

M. C..., employé dans une maison de commerce, est sujet à des maux de dents violents qui, à chaque fois, durent deux ou trois jours et empêchent tout sommeil.

Le 5 janvier dernier, il fut pris d'une crise violente, et ne put dormir un seul instant la nuit suivante. Le 6 au soir, les souffrances étaient cruelles. Au moment de se coucher, il prit deux cuillerées à bouche de sirop de chloral Follet. Un quart d'heure après il s'endormit ; le sommeil dura environ huit heures, et au réveil la douleur avait disparu.

Observation XI. — *Névralgie dentaire.*

M. S..., âgé de 29 ans, employé dans une maison de droguerie, est sujet à des maux de dents, produits par la carie des molaires des deux côtés de la bouche. Malgré les soins et les précautions, les crises sont fréquentes. M. S..., à deux reprises différentes et à un mois environ d'intervalle, étant repris d'une violente rage de dents, s'est administré 2 grammes de chloral en solution sucrée, ce qui représente deux cuillerées à bouche de sirop. Un quart d'heure après le sommeil est survenu, et il s'est continué sans intermittence pendant environ sept heures. Au réveil, dans les deux cas, la douleur avait disparu complètement.

Observation XII. — *Grossesse de six mois. Privation de sommeil par suite de la pression douloureuse du fœtus.*

Mme M..., fille de service à la Maternité, âgée de 39 ans, est pour la quatrième fois en état de grossesse. D'une constitution robuste, ses enfants sont arrivés à terme sans accident : les accouchements n'ont pas été trop laborieux. Pour son troisième enfant, elle a éprouvé durant le dernier mois de sa grossesse une douleur résultant de la pression du fœtus sur les régions inguinales, par suite d'un léger prolapsus de l'utérus. Cette fois, et la même cause étant exagérée, cette douleur s'est montrée au commencement du cinquième mois. Malgré l'usage d'une ceinture hypogastrique, la douleur est très-forte le soir et le sommeil impossible : c'est à peine si Mme M... peut reposer un peu vers le matin, couchée sur la côté droit; le moindre mouvement la réveille. Après un mois de cet état, et le sommeil devenant de plus en plus rare, le sirop de chloral lui fut conseillé; chaque soir elle prend une cuillerée à bouche et s'endort paisiblement; il est rare que le sommeil soit interrompu. Au réveil, la douleur, quoique diminuée, persiste pour s'exagérer tous les soirs. L'usage du sirop de chloral n'a d'ailleurs produit aucun symptôme d'agitation ou de lourdeur de tête; l'appétit a augmenté et la santé générale s'est améliorée.

Il est évident que dans ce cas le chloral ne pouvait enlever la cause du mal, mais chaque nuit il apportait à la patiente un repos bienfaisant de quelques heures.

Coliques hépatiques et néphrétiques. — Liebreich a préconisé l'hydrate de chloral contre les coliques hépatiques, non-seulement parce qu'il affaiblit la douleur, mais encore parce qu'il peut dissoudre avec beaucoup plus de rapidité que le chloroforme, introduit directement, les éléments chimiques des calculs hépatiques ou néphrétiques. M. Bouchut a cité la première observation de guérison presque instantanée (35') par 3 grammes de chloral dans un cas de colique néphrétique; plusieurs faits semblables ont été observés à Lyon (Icard, Serullaz).

Observation XIII. — *Coliques néphrétiques.* — (Alves Crespo).

Sujet âgé de 45 ans, de tempérament lymphatique, nerveux, qui est pris pendant la nuit d'une violente colique néphrétique. Ce malade était sujet à cette affection depuis quatorze ans, et, à diverses reprises, il avait vu ses douleurs cesser après l'expulsion, par les urines, de plusieurs petits graviers, et, une fois même, d'un véritable calcul gros comme un grain de poivre.

L'auteur prescrivit un bain de siége tiède, et, pendant qu'on le préparait, il soumit le malade à quelques applications narcotiques, soit en topiques, soit en lavements, et il lui fit prendre une boisson diurétique. — Ni cette médication, ni le bain ne procurèrent le moindre soulagement.

Potion opiacée, et enfin, à la demande du malade, qui disait s'en être servi autrefois avec succès, application de sangsues. Aucun résultat; au contraire, aggravation progressive des douleurs; des cris et de l'agitation. Le Dr Alves Crespo se préparait à faire faire des inhaltations de chloroforme (conseillées en pareil cas par le Dr Lorrain), lorsqu'il eut l'idée d'administrer le chloral, qu'il prescrivit à la dose de 1 gramme, dans une portion de 220 gr., donnée en deux fois à un quart d'heure d'intervalle.

Aussitôt après avoir ingéré la première moitié de la potion, le malade tomba dans une espèce d'ivresse gaie, suivie de somnolence, et les douleurs s'apaisèrent; mais elles ne tardèrent pas à reparaître, et la seconde dose du médicament fut vomie. — Nouvelle potion avec 2 grammes de chloral; dans cette deuxième potion, le sirop de fleurs d'oranger est remplacé par celui d'écorce de citron, qui masque mieux la saveur du chloral. Après la première dose, sommeil de huit minutes et notable diminution des douleurs; après la seconde dose, sommeil d'un quart d'heure; après la troisième, sommeil de cinq heures et réveil sans douleur aucune.

Cette amélioration dure quatre jours, pendant lesquels le malade rend quelques graviers; mais au cinquième jour il est pris de colique néphrétique. L'auteur a encore recours au chloral à la dose de 3 grammes, à prendre en quatre fois : apaisement immédiat, qui devient de plus en plus général, à mesure que le sujet prend le médicament. Rétablissement complet qui ne s'était pas démenti un an après.

Quatre mois avant la date de cette note, l'auteur avait eu à donner des soins à une femme atteinte de coliques néphrétiques, et qui, quatre ans avant, avait expulsé un calcul relativement volumineux. Le chloral fut administré à cette malade à la dose de 2 grammes, dans une potion à prendre en quatre fois. Soulagement immédiat après la première prise, apaisement définitif à la fin de la potion. Expulsion dans les jours suivants d'un calcul de consistance faible et du volume d'un pois. (*Courrier méd.*, 1873. Alves Crespo.)

Enfin, pour terminer cette longue énumération des applications multiples du chloral en médecine, j'ajouterai qu'il a encore été employé non sans quelque succès dans le rhumatisme aigu, l'arthrite, la goutte, diverses affections bronchiques : M. le Dr Constantin Paul fait un usage fréquent de l'hydrate de chloral sous forme de suppositoires, dans les cas de cancer utérin : il obtient ainsi le double résultat de désinfecter la plaie et de calmer la douleur qu'elle procure.

2° Du chloral en chirurgie.

Les applications du chloral dans la pratique chirurgicale sont encore assez nombreuses. Examinons tout d'abord son emploi comme topique.

Usage externe du chloral. — On peut l'employer, soit en solution, soit associé à la poudre de lycopode, soit même sous la forme de crayons à base de paraffine, comme l'a fait M. le Dr Beaumetz.

Appliqué sur les muqueuses et sur les plaies, il agit à la fois non-seulement comme caustique, mais encore avec une action sédative, irrégulière il est vrai, mais parfois bien manifeste; en solution étendue, c'est un excitant des plaies et il accélère la cicatrisation ; à dose plus forte il constitue un violent caustique, un puissant modificateur des tissus.

MM. Beaumetz et Hirne ont établi cliniquement les propriétés antiputrides et antifermentescibles de l'hydrate de chloral; c'est ainsi qu'il a été employé avec succès, par eux et par divers chirurgiens, dans le pansement des ulcères atoniques, de la gangrène, de la pourriture d'hôpital et du chancre phagédénique.

Tout dernièrement M. Ferréol (*Gaz. Hôp.*, sept.) a fait connaître un cas de pemphigus ulcéro-membraneux, traité et guéri promptement par le métachloral, qui n'est qu'une simple transformation moléculaire du chloral anhydre ; de même les ravages d'un lupus scrofuleux du visage furent promptement arrêtés par un pansement régulier au chloral. Inutile de dire que dans ces cas spéciaux les solutions seront concentrées de manière à agir comme caustique.

Observation XIV.—*Adénite inguinale suppurée.—Emploi du chloral.*

C'est un jeune homme de 20 ans qui se présente à nous, affligé de blennorrhagie avec un large chancre du frein de la rainure préputiale : adénite à gauche, volumineuse, avec fluctuation évidente.

La blennorrhagie fut traitée par les moyens ordinaires. Quant au bubon, il fut ouvert aussitôt, et, après l'écoulement d'une grande quantité de pus mal lié et sanieux, on constata, au moyen du stylet, un vaste décollement.

Des lavages à l'eau alcoolisée, phéniquée, furent aussitôt pratiqués ; mais trois jours après, la plaie ayant pris un aspect chancreux, le fond restant toujours grisâtre, atonique, j'eus recours à l'emploi du chloral en solution au 20e ; l'application fut douloureuse, et le malade éprouva durant un quart d'heure environ, comme la sensation d'une violente brûlure, mais bientôt le calme se rétablit complètement.

Dès le lendemain, la plaie avait déjà changé d'aspect, et on apercevait dans le fond de petits points rouges, granités. Le même pansement fut renouvelé, et trois jours après l'amélioration devenait évidente.

La solution fut alors étendue au 50e ; les lavages furent répétés régulièrement trois fois par jour et au seizième la plaie était fermée. Quant au chancre, traité par une solution caustique de chloral au 10e, il perdit rapidement sa marche envahissante, et se cicatrisa en six jours.

Tétanos. — *Délire traumatique.* — Au nombre des terribles complications qui accompagnent le traumatisme chirurgical, les accidents nerveux occupent une grande place ; c'est aussi contre eux que le chloral s'est montré d'une efficacité réelle par la sédation qu'il apporte et le sommeil qu'il procure.

Depuis la première observation de tétanos traité et guéri par le chloral, communiquée à la Société de chirurgie par M. le professeur Verneuil (1870, 23 mars), on compte encore plusieurs cas dans lesquels l'intervention de cet agent thérapeutique s'est montrée très-salutaire.

Même dans les cas où l'hydrate de chloral n'a pu empêcher la mort de survenir avec rapidité, on a pu constater, dès son administration, une amélioration notable. Tout dernièrement encore, dans le service de M. Duplay, à Saint-Antoine, l'ingestion d'une potion avec 6 grammes de chloral amena promptement le relâchement des muscles masticateurs contracturés, et il devint possible au malade d'ouvrir la bouche ; toutefois le médicament ne put empêcher la terminaison fatale d'avoir lieu.

Dans le travail, à plus d'un point de vue si remarquable, de M. Byasson, je trouve rapportée l'observation d'un infirmier qui, durant le siége de Metz, fut blessé au talon par un éclat d'obus. Bientôt les premiers accès de tétanos se manifestèrent, et le Dr Liégeois, chef de l'ambulance, eut alors recours à l'emploi du chloral. « Le malade fut chloralisé et entretenu dans le sommeil chloralique pendant environ trois jours consécutifs, au moyen de doses administrées dès que le réveil apparaissait. Aucun accès nouveau de la maladie ne se déclara ni pendant le sommeil, ni après. »

On peut objecter que les médications les plus variées ont donné parfois de bons résultats dans le traitement du tétanos; mais on ne saurait mettre en doute que l'indication du chloral paraît précise pour combattre cette affection, puisqu'il s'adresse aux symptômes essentiels qui la caractérisent, l'insomnie, la douleur, la contracture; et plus que le chloroforme peut-être le chloral détermine la résolution musculaire.

C'est ici le lieu, je crois, de rapporter en quelques mots les résultats remarquables obtenus par MM. Oré et Douaud au moyen des injections intra-veineuses de chloral (1), dans un cas de tétanos.

Il s'agit d'un malade chez qui l'absorption d'une potion avec 5 grammes de médicament n'a produit qu'une faible action; MM. Oré et Douaud eurent alors l'idée d'injecter le chloral par la veine médiane céphalique, et on en fit pénétrer ainsi 3 grammes en quatre fois : « *En moins de sept minutes le malade s'endormit.* »

L'auteur dit encore « qu'il a suffi de lui injecter 28 gr. de chloral pour le faire arriver au quinzième jour. L'amélioration instantanée, le calme, le bien-être qui suivaient les injections étaient si évidents qu'après la neuvième injection, le Dr Douaud et moi, crûmes que le

(1) Oré et Douaud, 1873, Mém. Soc. méd. Bordeaux.

malade était hors de danger. Nous suspendîmes alors l'emploi de ce moyen, trop tôt, j'en conviens, ainsi que l'a montré le résultat final. Le quinzième jour, en effet, apparurent des phénomènes tétaniques qui, quoique heureusement modifiés, n'avaient jamais complètement disparu, et le malade succomba..... Qu'on n'oublie pas, toutefois, qu'il a vécu jusqu'au quinzième jour, et qu'il n'a fallu que 28 grammes de chloral injecté en 9 fois, pendant une durée de trois jours, pour produire ce résultat. »

MM. Oré et Douaud cherchent ensuite à démontrer combien peu sont à craindre par cette méthode les accidents de phlébite, de lymphangite et autres qui peuvent en pareil cas se présenter à l'esprit du chirurgien ; c'est assurément là un fait qui demande confirmation, et les résultats connus jusqu'à présent ne sont pas encore assez nombreux pour qu'il soit permis de formuler un jugement sur la valeur de ce procédé ; mais ce qu'on peut dire déjà, c'est qu'on a ainsi un excellent moyen pour agir avec une étonnante rapidité lorsque cela devient nécessaire, comme dans les cas de tétanos, de contracture douloureuse, et aussi dans l'intoxication par la strychnine.

Délire traumatique. — L'hydrate de chloral est très-souvent employé dans la pratique chirurgicale, tant en France qu'à l'étranger, dans le but d'éviter le délire nerveux qui accompagne les grandes opérations chirurgicales et pour le combattre quand il s'est déclaré. (Giraldès, Verneuil, Trélat, Panas.)

M. le professeur Trélat (1870, Société de chirurgie) a rapporté le cas d'un malade atteint de phlegmon diffus de la jambe et plongé depuis plusieurs jours, par la douleur et l'insomnie dans un état d'agitation extrême; l'administration d'une potion avec 3 grammes de chloral fut suivie aussitôt d'une certaine sédation : le calme revint et avec lui le sommeil.

Entre autres observations, M. Panas cite le cas d'un malade en proie depuis plusieurs jours au délire traumatique avec insomnie continue. Sous l'influence du chloral, à la dose de 4 grammes, le délire disparut; après deux ou trois jours, le traitement fut cessé et l'agitation recommença, pour disparaître définitivement après une nouvelle administration du chloral.

Je dois à mon ami Léon Faisans, externe des hôpitaux, l'observation suivante, recueillie dans le service de M. Panas à Lariboisière.

Observation XV. — *Délire traumatique traité et guéri par le chloral.*

Salle Saint-Honoré, n° 33. Huberty (Mathias), âgé de 58 ans, charretier. — Cet homme, fort et robuste, a des habitudes alcooliques.

Le 22 septembre, dans l'après-midi, il a été renversé par un omnibus, et il s'est trouvé pris sous les roues. Transporté à l'hôpital le 24 septembre, au matin, voici quel est son état : fracture de l'avant-bras à droite; le cubitus et le radius sont fracturés à un égal niveau, vers le tiers supérieur; fracture du fémur, à droite, vers la partie moyenne du corps de l'os. On applique sur son avant-bras une gouttière plâtrée, et le membre inférieur est maintenu à l'aide d'attelles.

26 septembre. Le malade a passé une nuit tranquille; la réduction de la fracture de l'avant-bras ne s'est pas maintenue, et les fragments présentent un chevauchement considérable; on lui applique un second appareil plâtré. Les jours suivants l'état général est très-satisfaisant.

Le 27. Le malade est pris dans la nuit d'agitation et de délire.

Le 28. Ce matin encore il est très-agité, mais il comprend bien les questions qu'on lui fait et peut y répondre. On prescrit 4 gr. de chloral à prendre en potion dans la journée.

Le 29. Les 4 grammes de chloral ont été pris en quatre fois dans la journée d'hier. La nuit a été bonne et le sommeil très-calme ; on continue cependant la même dose.

Le 30 et 1er octobre. Rien d'important à signaler, amélioration.

Le 2. Hier, dans la soirée, après avoir reçu la visite de ses parents, il est repris de délire et passe la nuit dans une grande agitation.

Le 3. Ce matin, le délire persistant, on prescrit 8 grammes de chloral hydraté à prendre dans la journée.

Le délire cesse, mais le malade présente encore certaines alternatives de calme et d'excitation; celle-ci décroît cependant très-sensiblement, et disparaît tout à fait au bout de trois jours. On continue néanmoins à administrer la même dose de chloral.

Le 10. Le délire n'ayant plus reparu, on cesse l'administration du médicament.

Brûlures. — Marjolin, le premier, a rapporté le cas d'un(jeune enfant atteint d'une brûlure étendue, en proie à d'horribles souffrances et chez qui l'administration de 50 centigrammes de chloral par la voie rectale, fut promptement suivie d'un grand soulagement. Je ne connais pas d'autres observations de ce genre, mais nul doute que cette substance ne puisse intervenir fort avantageusement dans les cas de brûlures graves, surtout au troisième degré, pour combattre les symptômes douloureux qui accompagnent l'élimination de la partie atteinte.

Dans cette inflammation secondaire, dans ce travail de la nature qui survient quelques jours après l'accident, la douleur est des plus grandes, l'excitation nerveuse des plus intenses ; et nous savons que parfois le tétanos en est la terminaison fatale.

Aussi, soit au début, soit dans les phénomènes consécutifs de la brûlure, l'indication du chloral me paraît précise, car il agit en calmant l'éréthisme nerveux, et il donne au malheureux un sommeil réparateur durant lequel l'atroce souffrance disparaît.

3. Du chloral en obstétrique.

La question des anesthésiques dans la pratique obstétricale est encore l'objet de nombreuses controverses parmi les praticiens des différents pays : en France, ce moyen est réservé pour les accouchements lents et laborieux, et pour tous les cas où l'intervention chirurgicale se fait sentir. En dehors de ce cadre, notre savant professeur, M. Depaul, rejette jusqu'à l'idée même de l'anesthésie, et cela pour plusieurs raisons :

« 1° Parce qu'on peut tuer la femme;

« 2° Parce que le sommeil anesthétique, en la privant de sa raison, ne lui laisse pas dans le grand acte qu'elle accomplit une participation qui est presque toujours nécessaire.

« 3° Enfin, parce que le danger et l'inconvénient que je signale ne sont point compensés par l'avantage qui résulte de la diminution ou de la suppression de la douleur. »

Assurément l'opinion de cet éminent maître pèse d'un grand poids en pareille matière; mais je ne puis m'empêcher de faire remarquer que ce qui paraît vrai pour le chloroforme et l'éther peut ne pas l'être pour le chloral; en effet, ce composé donné à dose hypnotique, jouit d'une innocuité complète, faible anesthésique, il est le plus parfait des somnifères, et M. Bouchut a pu dire (*Gaz. Hop.*, 1869) que, « dans les cas où l'on devrait recourir au chloroforme, le chloral peut être employé pour apaiser les douleurs naturelles, pour faciliter les opérations obstétricales et combattre l'éclampsie. »

Il est vrai que l'accouchement est un acte physiologique, mais nul ne peut nier qu'il offre plus d'un rapport avec l'état pathologique ; et l'engourdissement, le demi-sommeil dans lequel se trouve la femme chloralisée, la rendront moins impressionnable à la crainte, à la douleur, tout en lui laissant conscience du grand acte qui s'accomplit en elle; les douleurs sont moindres, mais non abolies par l'emploi du chloral.

D'ailleurs, il n'entrave en rien les contractions de l'utérus, ni la dilatation du col, ni aucun des phénomènes de l'accouchement; il peut même devenir très-utile lorsque la dilatation se fait avec une extrême lenteur, à cause de la rigidité du col. M. Bourdon dit même que, durant le sommeil chloralique, « les contractions utérines, au lieu de perdre de leur force en devenant indolentes, acquièrent plus d'intensité, de sorte qu'en somme, la durée du travail nous a paru diminuer, même chez les primipares. »

Après l'accouchement, l'administration d'une dose de chloral procure toujours à la femme affaiblie, épuisée, un sommeil réparateur de quelques heures (Bouchut, Bourdon, Saint-Germain, Tarnier, Lecacheur, Pellissier); il devient même d'un grand secours pour combattre l'état fébrile, le délire qui accompagne parfois l'accouchement, surtout chez les primipares.

Observation XVI.

Il s'agit d'une primipare dont le travail s'est bien accompli : le soir de l'accouchement les symptômes de la manie aiguë se déclarent. On applique de la glace sur la tête, on pose les sangsues. Bromure de potassium : les symptômes de congestion diminuèrent, mais, la manie persistant, on administra une potion opiacée sans aucun résultat.

Cinq heures après les premiers accès, chloroforme.

Enfin, plusieurs heures s'étaient écoulées lorsqu'on donna à la malade 40 grains d'hydrate de chloral ; au bout de 5 minutes on obtint le calme, le retour de l'intelligence, et dix minutes après le sommeil, qui dura un quart d'heure ; la fréquence du pouls diminua et tomba à 90 ; le sommeil fut lourd pendant les deux premières heures, mais il devint ensuite naturel et même profond.

La manie se renouvelant, on administra de nouveau le chloral, et on obtint toujours le même résultat, jusqu'à la guérison complète (Th. Charpentier).

L'éclampsie puerpérale. —Quoi qu'il en soit des diverses théories émises sur la nature et les causes de cette affection, nous dirons qu'il existe déjà de nombreux cas d'éclampsie combattus et guéris avec un plein succès par le chloral.

Cependant plusieurs praticiens mettent encore en doute cette efficacité réelle de l'hydrate de chloral, et M. Depaul, pour sa part, dit que, sur trois cas dans lesquels il a administré ce médicament, les effets ont été non-seulement nuls, mais encore déplorables. A la Clinique on préfère les larges émissions sanguines répétées, les ventouses scarifiées, les sangsues ; j'ajouterai même que j'ai vu deux cas de guérison à l'appui de cette méthode.

Cependant de nombreux praticiens (Campbell, Milne, Mackintoch, Serré, Demarquay, Lambert, Bouchut, Bourdon, Tarnier, Pellissier, Lecacheur) ont communiqué diverses observations qui tendent à vulgariser l'emploi du chloral en pareil cas. M. Demarquay (Soc. chir. 1870) a lu une observation remarquable d'éclampsie traitée et guérie par le chloral ; M. Bouchut a vu les attaques disparaître par l'administration d'une potion avec 4 grammes, et M. Bourdon a publié plusieurs cas de guérison obtenus par ce même agent thérapeutique : ainsi il fut administré par le rectum, à la dose de 4 grammes, chez une femme qui n'était pas encore en travail ; elle tomba rapidement dans le sommeil, et les attaques cessèrent. Le lendemain, nouvelle administration du médicament ; en ce moment, 10 heures, le travail commença ; à 2 heures, nouvelle dose ; la délivrance eut lieu le même jour à 8 heures ; la femme avait accouché sans douleur.

Vers le soir eut lieu une nouvelle attaque, la même potion fut administrée ; la femme n'en eut pas une seconde et fut guérie.

On trouvera d'ailleurs dans les thèses de MM. Charpentier, Lecacheur, Pellissier, de nombreuses observations qui plaident en faveur du chloral dans le traitement de l'éclampsie.

Contre-indications générales dans l'emploi médical de l'hydrate de chloral.

Il est dans l'emploi thérapeutique du chloral quelques contre-indications générales utiles à signaler ; les premières ressortent de l'action locale, irritante et caustique du chloral. On évitera par conséquent de le donner à l'intérieur en solution trop concentrée, ou même à dose diluée dans certains états inflammatoires des voies digestives, tels que la stomatite, la pharyngite, le catarrhe intestinal, la diarrhée ; son intervention alors ne peut qu'exagérer les symptômes et aggraver la maladie.

En outre, à cause de l'action dépressive qu'il exerce

sur l'organisme, il est certains cas pathologiques qui doivent faire rejeter l'emploi du chloral. Ainsi en est-il de l'état de débilité et d'affaissement du malade, et pour MM. Gubler et Bouchut des affections du cœur et du poumon. J'ai indiqué plus haut sa dangereuse influence dans le traitement de la paralysie générale progressive à dose élevée et continue.

Tout dernièrement enfin, M. le professeur Gubler a décrit sous le nom de chloralisme un ensemble de phénomènes auxquels peut donner lieu l'abus du chloral, et que l'auteur rapproche de ceux qu'on observe dans l'ergotisme ; c'est le chloralisme à l'état aigu ou chronique, à forme convulsive ou gangréneuse. On ne saurait oublier d'ailleurs que l'hydrate de chloral compte au nombre des substances énergiques et que,si son administration n'offre aucun danger, quand elle est modérée, elle commande au contraire une certaine réserve dès qu'on atteint les doses élevées. Il en est ainsi de tous les agents thérapeutiques puissants ; on ne saurait jouer impunément avec l'opium, l'atropine et la plupart des alcaloïdes, avec l'éther ou le chloroforme, qui cependant sont d'un usage fréquent, et même journalier.

CHAPITRE V.

Pharmacologie et posologie.

De tous les composés chimiques que fournit le chloral, l'hydrate seul est employé dans la pratique médicale ; le métachloral cependant cst devenu l'objet de quelques applications thérapeutiques récentes, pour l'usage externe.

J'ai indiqué plus haut, en faisant l'histoire chimique de l'hydrate de chloral, les conditions de pureté qu'il doit remplir pour être propre aux usages de la médedecine ; je ne reviendrai donc pas sur ce point; j'ajouterai seulement que depuis quelque temps on fabrique à Paris de l'hydrate de chloral qui ne le cède en rien à celui qui nous venait autrefois de l'étranger, portant la marque Liebreich ou Merck (de Darmstadt). Celui dont j'ai fait usage pour mes recherches est connu sous le nom de chloral Follet; il est d'une pureté à l'abri de tout reproche et d'une remarquable beauté de cristallisation.

L'hydrate de chloral est un composé chimique fort avide d'eau, par suite déliquescent; aussi doit-on le tenir enfermé dans un flacon hermétiquement bouché; le pharmacien ne doit pas oublier l'action qu'il exerce sur les matières organiques, qui l'altèrent et le colorent de teintes variées.

C'est d'ailleurs une substance qui se prête facilement à la plupart des formes pharmaceutiques, étant à la fois soluble dans l'eau, l'alcool, l'éther et la glycérine.

Examinons donc successivement quels sont les différents modes sous lesquels l'hydrate de chloral a été administré, et les diverses préparations dont il a été l'objet en pharmacie.

1. Usage interne du chloral.

A quelle dose doit-on l'administrer ? Telle est la première question qui se présente à l'esprit. On comprendra sans peine que la quantité du chloral sera variable suivant l'âge, la constitution et l'état pathologique du sujet : toutefois il ressort de l'observation clinique certaines données générales qu'on peut résumer de la façon suivante : 2 à 3 grammes seront d'ordinaire suffisants chez l'adulte, 1 à 2 chez l'enfant, et 10 à 80 centig. chez les nouveau-nés, pour produire l'état hypnotique avec un sommeil variable, comme durée, de 3 à 6 heures ; on pourra d'ailleurs prolonger ce sommeil par une administration méthodique et continue de l'agent thérapeutique. En outre ces doses seront prises d'emblée en un seul coup ou bien en deux fois à quelques minutes d'intervalle.

Dans des cas spéciaux (tétanos, trismus, delirium tremens) la quantité de chloral pourra être augmentée et atteindre le chiffre assez élevé de 8, 10 et même 12 grammes (Verneuil, Lefort, Bouchut, Panas) ; mais ce sont là des cas exceptionnels qui ne doivent pas nous faire perdre de vue les doses moyennes dont on ne saurait s'écarter sans indication précise.

On a donné l'hydrate de chloral à l'intérieur en solution, en potion, en sirop et aussi sous la forme de capsules gélatineuses.

Liebreich recommande les formules suivantes que je reproduis textuellement :

1° Hyd. chloral. . . . . . . 2 gr. 5.
Eau distill. et mucil. gom. arab. 15 gr.

à prendre en une fois (comme hypnotique ordinaire) ;

2° Hydr. chloral . . . . 4 gr.
Eau distillée et sp. éc. orang. am. 15 gr.

à prendre une cuillerée le soir (comme hypnotique ordinaire).

3° Hydr. chloral . . . . . 4 à 5 (jusq. 8).
Eau dist. sp. éc. orang. am. 15 gr.

à prendre en une seule fois contre le delirium potatorum. Comme véhicule liquide, l'auteur se sert du vin, de la bière ou d'autres préparations aromatiques selon le goût ou les besoins du maladc.

M. le professeur Gubler fait usage des formules suivantes :

1° Solution. —	Hydr. chloral	4 à 6 gr.
	Eau sucrée	15 gr.
2° potion. —	Hydr. chloral	3 à 4 gr.
	Julep gommeux	15 gr.

à prendre en trois fois.

Le Dr Jastrowitz se sert d'une préparation mixte, dans laquelle les propriétés du chloral sont combinées à celles de l'opium sous la forme d'un sel de morphine :

Hydr. chloral	10 gr.
Décoct. mauve	160 gr.
Chlorhy. morphine	0 gr. 10 c.

F. s. a. mixture à prendre par cuillerée à bouche toutes les heures jusqu'à ce que le sommeil arrive.

L'association de l'opium et des sels de morphine donne un bon résultat, en ce sens que ces agents thérapeutiques sont les synergiques de l'hydrate de chloral (Gubler) dont ils augmentent et soutiennent l'action.

C'est avec avantage encore que, dans les diverses préparations on masquera l'âcreté et l'amertume du chloral par quelques gouttes d'eau de fleur d'oranger, ou mieux d'essence de menthe, qui constitue un excellent correctif.

Sirop. — Cette forme pharmaceutique est assurément celle qui convient le mieux à l'hydrate de chloral ; le sucre cache agréablement le mauvais goût du médicament, en même temps qu'il neutralise son action locale sur la muqueuse buccale, pharyngienne, et cela, sans nuire en rien à ses effets généraux sur l'organisme.

M. Follet, pharmacien à Paris, est le premier qui ait songé à présenter le chloral sous la forme de sirop; l'emploi en est très-commode car il permet de doser facilement la quantité de principe actif, chaque cuillerée à bouche contenant 1 gramme de l'hydrate de chloral, d'après la formule:

Hydr. chloral . .	5 gr.
Sp. de sucre arom.	100 gr.

à prendre par cuillerée à bouche, et avaler ensuite quelques gorgées d'eau qui enlèvent rapidement la saveur désagréable du médicament.

Capsules gélatineuses. — Ce n'est pas sans quelque raison qu'on a vivement attaqué la valeur de cette préparation qui contient l'hydrate de chloral à l'*état solide;* on ne saurait, en effet, trop se rappeler l'action locale irritante du chloral, qui fait que pour l'usage interne on doit toujours l'administrer dans un état de dilution assez étendue. Or, qu'arrive-t-il par l'emploi des capsules gélatineuses? Leur contenu étant très-minime (25 à 30 centigrammes), on est obligé d'en ingurgiter une dizaine environ, et cela avec fort peu d'eau; celle-ci est d'ailleurs rapidement entraînée dans la circulation avant même que la couche gélatineuse soit fondue, et quand la capsule est dissoute, le chloral se trouve directement en contact avec la muqueuse stomacale, qu'il irrite en déterminant de la douleur et des vomissements.

Ce mode d'administration est justement abandonné et remplacé avec avantage par l'emploi du sirop de chloral qui n'offre plus ces inconvénients; mais si le chloral ne doit pas être administré à l'état solide dans une enveloppe de gélatine, on doit reconnaître que M. Follet a eu une inspiration heureuse en offrant aux malades des petites capsules sphériques, analogues aux perles de Clertan, qui contiennent chacune environ 15 centigrammes de chloral dissous dans l'éther.

Les capsules d'*étherolé de chloral* évitent la saveur désagréable du médicament; en outre, l'éther, ajoutant son action antispasmodique à celle du chloral, les doses peuvent être légèrement diminuées, et 4 ou 5 capsules donnent le même résultat qu'une cuillérée à bouche de sirop.

Dans l'*Union médicale*, 1872, il est fait mention d'un journal américain (*Boston medical and surgical journal*) qui indique l'emploi du chloral associé à l'huile de foie de foie de morue: je reproduis cette note pour être complet, mais je n'oserai jamais conseiller à un malade ce mélange aussi étrange que désagréable, et qui ne répond à aucune indication thérapeutique connue.

Inhalations. — Mauvaise méthode, infidèle et non sans danger, car le dosage est fort difficile à faire; aussi elle est à peu près abandonnée; Richardson donnait à respirer une solution de chloral dans l'éther.

Le Dr Mandl a encore tenté l'essai de l'aspiration du chloral au moyen de cigarettes; ce procédé doit être complètement rejeté, car il expose la muqueuse buccale à une irritation chronique et à l'inflammation des voies aériennes.

Voie rectale. — C'est là un mode d'administration du chloral qui ne saurait être négligé chez les malades difficiles, sujets aux vomissements et chez les enfants ; cette voie est même nettement indiquée dans les cas de tétanos, de trismus, de contraction du maxillaire inférieur, alors qu'il est impossible de fairer pénétrer quoi que ce soit par la bouche : c'est par le rectum que Marjolin, avec 50 centigrammes d'hydrate de chloral, parvint à soulager un enfant atteint d'une large brûlure et en proie à d'horribles souffrances.

Inutile de dire qu'on doit tout d'abord évacuer l'intestin au moyen d'un lavement à l'eau tiède ; quant à la dose, elle est sensiblement la même que celle qui est indiquée pour l'usage interne, et l'addition de quelques gouttes de laudanum ne peut qu'augmenter l'efficacité du remède. Je crois pouvoir indiquer la formule suivante que le praticien fera varier à sa volonté :

Eau.	250
Hyd. chloral.	1 à 4 grammes.
Laudan. Sydenh . . .	5 à 20 gouttes.

Néanmoins, en raison de la grande irritabilité de la muqueuse intestinale, nous sommes d'avis qu'il convient de n'employer ce mode de pénétration du chloral dans l'organisme qu'alors qu'il est impossible de faire autrement, comme cela se rencontre dans certains états pathologiques. M. le Dr Constantin Paul a obtenu un bon résultat, dans le cas de cancer utérin, de l'application, sur le col, de suppositoires à l'hydrate de chloral ; on pourrait formuler ainsi :

Hyd. de chloral, ...	5 grammes.
Beurre de cacao.	25 grammes.
F. s. a. 5 supp.	

2° USAGE EXTERNE DE L'HYDRATE DE CHLORAL.

Méthode endermique. — C'est l'absorption du médicament par les plaies. Par cette voie, le chloral est employé moins pour son action locale, que dans le but surtout de déterminer un certain degré d'anesthésie, tout comme on calme l'effet douloureux de la vésication par l'addition de chlorhydrate de morphine sur le derme mis à nu. C'est en Italie principalement qu'on a tenté ce moyen pour le traitement des névralgies, mais les résultats qu'il a donnés ne sont pas encore bien connus.

Solution. — Pour l'usage externe, les solutions sont employées dans le pansement des plaies atoniques, des ulcères scrofuleux ou vénériens, contre la gangrène et la pourriture d'hôpital; dans ces diverses affections, les propriétés excitantes, antiputrides et antifermentescibles du chloral sont très-efficaces.

On fait généralement usage de solutions aqueuses à 1, 2, 3 p. 100 dans le but de favoriser la production des bourgeons charnus; plus concentrée, la liqueur serait caustique.

On peut encore se servir comme excipient de la glycérine, et on formulera :

Hydrate de chloral. . . 5
Glycérine. . . . . 20 (caustique)

MM. Beaumetz et Ferréol, médecins des hôpitaux, ont aussi tenté l'emploi thérapeutique du métachloral, soit sous forme de crayon associé à la paraffine, soit encore à l'état de poudre, mélangé avec du lycopode :

Métachloral. . . . . 1 gr.
Lycopode pulv. . . . . 9 gr. Mêlez

Le métachloral paraît avoir des propriétés analogues à celles de l'iodoforme, dont il n'a pas l'insupportable odeur.

Méthode hypodermique. — Telle est la voie suivie tout d'abord par Liebreich dans ses expériences sur l'homme et sur les animaux pour l'administration à l'intérieur de l'hydrate de chloral. Quoi qu'en dise l'auteur, cette méthode a ses inconvénients; elle expose trop souvent les malades à des accidents toujours à craindre, tels que les abcès, les phlegmons, les eschares gangréneuses... (Gubler, Bouchut, Liouville,) etc.

Les injections sous-cutanées seront conservées comme un moyen facile de faire absorber le chloral dans les expériences de laboratoire; mais, dans la pratique médicale, on devra lui préférer la pénétration directe par la bouche, ou quand cela n'est plus possible (tétanos, trismus), par la voie rectale.

Liebreich. — 1° Chloral hydr. . . . 1, 35 à 1,60
Eau distillée. . . . 2 à 3 gr.

En trois ponctions à la peau des bras.

2° Hydr. chloral.. . . 5 gr.

dissolvez dans eau distillée q. s., pour faire 10 centimètres cubes et donner comme hypnotique de 1 à 4 centimètres cubes en injection sous-cutanée. Le Dr Namias, en Italie, fait usage d'une préparation presque semblable :

Hydr. chloral. . . . . . . 2 gr.
Eau 2

Cette dose me paraît bien caustique pour pouvoir être sans danger, introduite dans le tissu cellulaire. Je crois que la modification suivante la rendrait plus sûre :

Hydr. chloral. . . . . 1 gr.
Eau distillée. 2

en deux ponctions au bras et à la cuisse.

Je terminerai ce rapide exposé pharmaceutiqne en rappelant que les alcalis caustiques, et en général tous les sels alcalins, constituent pour le chloral une classe d'incompatibles, à cause de l'action décomposante qu'ils exercent sur lui.

Comme synergiques, je citerai l'opium, les narcotiques (Gubler), l'éther ; et comme une sorte d'antidote, le café à hautes doses, les préparations strychnées, la strychnine.

A ce sujet, Liebreich a entrepris toute une série de recherches fort intéressantes à connaître ; ainsi, trois lapins sont en expérience : les deux premiers reçoivent 2 grammes d'hydrate de chloral en injection sous-cutanée; seul le troisième absorbe par le même moyen, 0,015^{mm} de strychnine. Ce dernier meurt bientôt au milieu des convulsions tétaniques qui caractérisent l'empoisonnement par les strychnés ; les deux autres, au contraire, restent plongés dans un sommeil profond avec résolution musculaire et disparition des mouvements réflexes, c'est-à-dire dans un état d'anesthésie complète.

A ce moment, si on injecte sous la peau de l'un de ces lapins chloralisés 0,005^{mm} de strychnine, l'animal sort peu à peu de sa torpeur, la sensibilité revient, et quelques minutes après il est sur ses pattes en quête de nourriture ; l'autre, abandonné aux effets du chloral, donné à haute dose, ne tarde pas à succomber.

On observe encore dans l'empoisonnement par la fève

de Calabar ou par l'éserine, qui en est le principe actif, que les symptômes ont moins d'intensité et que la mort arrive plus tardivement lorsqu'on a recours à l'hydrate de chloral comme antidote.

Cela posé, on peut se demander si un empoisonnement par la strychnine peut être combattu, enrayé par l'intervention du chloral; jusqu'à présent il était permis d'en douter, car l'action rapide, foudroyante, de l'alcaloïde laisse peu d'espoir pour une médication quelconque.

Toutefois, après les résultats nouveaux obtenus par M. Oré de Bordeaux, quand on sait que le sommeil et l'anesthésie par le chloral surviennent avec une étonnante rapidité au moyen des injections intra-veineuses, on a tout lieu de croire qu'en agissant promptement on aura quelque chance de succès pour combattre les accidents tétaniques et l'empoisonnement. C'est là assurément une indication nouvelle qui demande à être confirmée par l'expérimentation.

Mais, dans le cas où, par imprudence ou dans une intention criminelle, il surviendrait quelque apparence de danger dans les effets produits par l'hydrate de chloral, on devrait avoir recours aussitôt aux courants électriques, qui ramènent en quelques minutes la sensibilité chez les animaux profondément chloralisés.

C'est là un procédé qui peut donner de bons resultats, non-seulement dans le cas d'intoxication par le chloral, mais encore dans les accidents qui peuvent survenir sous l'action de substances ayant une action analogue, telles que le chloroforme, l'éther et les anesthésiques en général.

CONCLUSIONS.

En jetant un coup d'œil rétrospectif sur l'ensemble de ce travail, nous croyons pouvoir le résumer ainsi, dans les conclusions suivantes :

1° L'hydrate de chloral, qui est un agent thérapeutique puissant, ne doit être employé que dans un état de pureté complète.

2° Les alcalis caustiques, les carbonates et les bicarbonates alcalins opèrent le dédoublement de l'hydrate de chloral en ses deux facteurs chimiques, le chloroforme et l'acide formique.

3° L'action de ces divers agents dépend du degré de concentration de leur solution, et de l'élévation de la température.

4° Les matières albuminoïdes n'entravent pas cette réaction.

5° Le sang, et en particulier le sérum alcalin opèrent le dédoublement du chloral : ce fait a été mis en évidence par M. Personne, et nous l'avons confirmé par nos expériences.

6° Une solution de chloral traversée par un courant d'air ne fournit pas une quantité de vapeurs appréciable à l'analyse, même à la température de 50° ; par contre, cette même solution, rendue alcaline, dégage, dans les mêmes circonstances, et à la température de 20°, des vapeurs de chloroforme.

7° Introduit dans l'organisme, l'hydrate de chloral

fournit du chloroforme, dont une partie s'échappe par le poumon, l'autre par l'urine à l'état de chlorure ; l'acide formique est transformé par oxydation en carbonate alcalin.

8° L'urine des animaux chloralisés ne renferme ni chloral ni chloroforme ; mais on y constate une augmentation de chlorures alcalins, des carbonates résultant de la décomposition ultime des formiates, et quelquefois même du formiate en nature, lorsque la proportion de chloral introduit dans l'économie est assez grande.

9° Deux grands effets dominent dans l'action physiologique du chloral : l'hypnotisme, l'anesthésie.

10° En général le sommeil est doux, calme, paisible et ne trouble en rien l'harmonie des fonctions vitales ; il arrive graduellement, sans secousse, et disparaît de même ne laissant après lui rien de cet état de torpeur, de malaise, qu'on est en droit de reprocher à l'emploi des opiacés et des narcotiques en général.

11° La dose pour obtenir cet effet est variable suivant l'âge, l'idiosyncrasie, l'état pathologique du sujet et aussi selon le mode d'admistration ; mais nous pouvons dire que chez l'adulte :

A dose faible (1 à 2 gr.), l'hydrate de chloral procure un sommeil léger et de courte durée.

A dose moyenne (3 à 5 gr.), l'état hypnotique se produit presque d'emblée, avec un affaiblissement marqué de la sensibilité.

A dose forte (6 à 12 gr.), sommeil profond avec anesthésie qui peut même être complète.

12° Dans l'anesthésie, les mouvements volontaires disparaissent les premiers, puis les mouvements réflexes, et le cœur paraît être l'*ultimatum moriens*, comme si le chloral agissait tour à tour sur le cerveau, la moelle et les ganglions du cœur, ainsi que l'a dit Liebreich.

13° L'anesthésie produite par dose élevée offre toutefois un certain danger, comme avec chaque anesthésique.

14° L'hydrate de chloral exerce aussi une action directe sur les grandes fonctions de l'organisme, sur la respiration et la circulation dont il tempère l'activité, sur la température qu'il abaisse de quelques dixièmes de degré chez l'homme.

15° L'hydrate de chloral a une action à lui spéciale, qui peut être envisagée comme la résultante de ses deux facteurs de dédoublement, mais surtout du chloroforme.

16° Si les effets produits ne sont pas tout à fait ceux que nous reconnaissons à ce dernier composé, cela tient encore au mode de pénétration du chloral dans l'organisme, à la formation lente et graduelle du chloroforme au contact du sang, à son état naissant.

17° Dans le chloroforme absorbé par la voie pulmonaire l'anesthésie domine; dans le chloral, au contraire, c'est le sommeil.

18° Les applications du chloral à la médecine sont nombreuses : il est indiqué chaque fois qu'on se trouve en présence de ces deux symptômes : l'insomnie, la douleur.

19° A l'intérieur il a été employé le plus souvent avec succès contre les affections suivantes, le délirium tremens, la chorée, les convulsions, l'asthme, la coqueluche, l'agitation maniaque, le délire aigu avec insomnie rebelle, le rhumatisme, les névralgies et en général la plupart des névroses, soit celles de l'idéation, du mouvement ou de la sensibilité.

20° En chirurgie, l'emploi du chloral est limité aux

petites opérations, de courte durée ; il a donné de bons résultats contre le tétanos et surtout contre le délire qui accompagne si souvent les grandes opérations chirurgicales, contre les brûlures.

21° Il n'entrave en rien le travail de l'accouchement, et paraît indiqué, surtout chez les primipares, lorsque la dilatation se fait attendre par trop de rigidité, et lorsqu'il est nécessaire de calmer l'éréthisme nerveux et de procurer un sommeil réparateur à la femme affaiblie.

22. Si le chloral s'est montré quelquefois efficace dans le traitement de l'éclampsie, il faut reconnaître que dans certains cas il a été complètement impuissant.

23° Comme contre-indications à l'emploi du chloral, nous citerons l'état de débilité et d'affaissement du malade; son âge trop avancé, une lésion du cœur ou des poumons, et la paralysie générale progressive.

24° Ce composé chimique se prête à la plupart des formes pharmaceutiques; le sirop paraît être celle qui lui convient le mieux, car il masque l'âcreté, l'amertume du médicament et est toujours bien mieux supporté que les autres préparations.

25° L'opium et les narcotiques en général sont les auxiliaires de l'hydrate de chloral, et les alcalins constituent des incompatibles; la strychnine, l'érésine paraissent exercer un certain antagonisme; l'électricité détermine promptement le retour des mouvements *réflexes chez l'animal chloralisé.*

INDEX BIBLIOGRAPHIQUE.

ALVAREZ CRESPO. — Chloral contre la colique néphrétique. Courrier médical, 1873.

BOUCHUT. — Notes sur les effets physiologiques ou thérapeutiques du chloral. Comptes-rendus de l'Académie des sciences, 2 octobre 1869; Gazette des hôpitaux, 13 et 16 novembre 1869; id. 19 juin 1873. Eclampsie. traitée par le chloral.

BOURDON. — Revue thérapeutique, 1873.

BYASSON et FOLLET. — Hydrate de chloral, trichloracétate de soude, 1871.

BYASSON. — Note sur l'éther formique (Ac. sc., tome LXXIV, avril 1872.)

— Note sur le sulphydrate de chloral (Ac. sc., t. LXXIV, mai 1872).

— Dédoublement de l'hyd. chloral sous l'influence combinée de la glycérine et de la chaleur (t. LXXV, Ac. sc., 9 décembre 1872.)

CAMBOULIVES. — Thèse juin 1871, Etude critique sur le chloral.

CARVILLE. — Soc. de biologie, 1869-70; Notes.

CHARPENTIER. — Thèse d'agrégation sur Accouchements.

CRICHTON-BROWNE. — (London méd.), Union médicale, 1873. The Lancet, 17 mai.

DEMARQUAY. — Action physiologique du chloral sur l'homme et les animaux, Comptes-rendus de l'Académie des sciences, t. LXIX, p. 640 et 700.

DIEULAFOY et KRISHABER. — Expériences nouvelles sur le chloral hydraté. Gazette des hôpitaux, nº 119, 1869.

DRASCHE et BENEDIKT. — Weiner med. Wochenbl., t. XXV, p. 52, 1869.

DUJARDIN-BEAUMETZ et HIRNE, — Union médic., mai 1873.

DUMAS. — Annales de chimie et de physique, t. LVI, p. 123, Traité de chimie appliquée aux arts, et Comptes-rendus de l'Académie des sciences, t. LXIX, p. 968.

A. FERRAND. — Note sur l'emploi du chloral dans la coqueluche, Bull. de thérap., 30 janvier 1870, p. 55, Lyon méd.

FRANCA Y MARORRA. — (chloral dans accouch., 1872).

GIRALDÈS. — Discussion sur le chloral, Société de chirurgie, 13 octobre 1869.

GUBLER. — Cours à la Faculté, 1872-73. Notes diverses. Chloral et chloralisme, Journal de pharmacie et chimie.

GUYON. — Comptes-rendus de l'Acad. des sciences, 21 mars 1870.

HORAND et PEUCH. — Du chloral recherches sur ses antidotes. (Lyon, Soc. méd., févr. 1872.)

JACQUEMET. — Le chloral et ses vicissitudes expérimentales, Montpellier médical, 1869, t. XXIII, p. 450 et 554.

JASTROWITZ. — Lyon médical, 8 mai 1870.

KASTUS. — Le chloral, Lyon médical, t. III, 1869, p. 209.

KÉKULÉ. — Ann. der Chem. und Pharmac., t. CVI. p. 144.

KOLBE. — Ann. der Chem. und Pharmac., t. LIV, p. 183.

H. KOPP. — Ann. der Chem. und Pharmac., t. XCIV, p. 257 et t. XCV, p. 307.

J.-B. LABORDE. — Dangers de l'administration du chloral. Comptes-rendus de l'Acad. des sciences, t. LXIX, p. 987.

LECACHEUR. — Thèse 1870. Chloral dans l'accouchement.

LÉON LABBÉ et ET. GOUJON. — Gaz. des hôpitaux, nº 122, 1869.

LIEBIG. — Annales de chimie et physique, t. XLIX, p. 146, et Traité de chimie organique, t. I, p. 431.

ORÉ et DOUAUD. — Mém. Soc. méd., 1873.

OSCAR LIEBREICH. — Das Chloralydrat. Ein neues hypnoticum und Anæstheticum und dessen Anwendung in der Medecin.

— Action du chloral sur l'économie, Revue thérapeutique, 1er octobre 1869.

— La strychnine comme antidote du chloral. Comptes-rendus, 21 février, et Alleg. medic. Central Zeitung, janvier 1870.

LIMOUSIN. — Bulletin de thérapeutique, p. 264, 1870.

MANDL. — Emploi des cigarettes d'hydrate de chloral dans les affections bronchiques. Gaz. des hôp., 17 décembre 1869.

Dr MANNING. — The Lancet, 1872.

MARJOLIN. — Emploi du chloral comme sédatif des brûlures, Journal de médecine de Bordeaux, mai 1870, p. 229.

MAURIAC — Chloral dans syphilis, 1872.

MAXWEL ADAMS. — Lancet, 22 janvier et 5 février 1870.

MEYER et HAFFTER. — Chimie. Répertoire de pharmacie, n° 7, 1873.

NAMIAS. — Gazette des hôpitaux, p. 148, 1869.

NIDERKORN. — Observations sur l'hydrate de chloral. Mouvement médical, p. 507, 1869.

OFFRET. — Thèse juin 1872. Considérations sur le chloral.

PANAS. — Courrier médical, 1873.

PELLISSIER. — Thèse Paris 1873. Chloral dans l'accouchement.

PERSONNE. — Sur la transformation du chloral en chloroforme dans l'économie animale. Comptes-rendus de l'Académie des sciences, 8 novembre 1869, p. 979.

— Sur la préparation et les propriétés de l'hydrate de chloral. Répertoire de pharmacie, 1870, p. 241.

REGNAULT. — Annales de chimie et de physique, t. LXXI, p. 409. 1834.

RICHARDSON. — On hydrat of chloral, Medic. Times and Gaz., 1869, p. 290, 294, 509, 537, American Journal, oct. 1869, p. 538, avril 1870, p. 527.

ROUGEOT. — Août 1870. Thèse sur le chloral.

J. RUSSEL. — Chorée grave pendant la grossesse, traitée avec succès par l'hydrate de chloral. Medic. Times and Gaz. 8 janvier 1870, et Bulletin de thérapeutique, 1870, p. 427.

STOEDELER. — Ann. der Chem. und Pharmac., t. LXI, p. 101, t. CVI, p. 253.

VERNEUIL. — Efficacité du chloral dans un cas de tétanos. Comptes-rendus de l'Académie des sciences, 14 mars 1870 et Gazette des hôpitaux, 31 mars 1870.

VOISIN et COUYBA. — Contribution à l'histoire thérapeutique du chloral. Bulletin de thérapeutique, 28 février 1870, p. 151.

ZUBER. — Du chloral, Recherches cliniques et expérimentales, Thèse de Strasbourg, 3e série, n° 269.

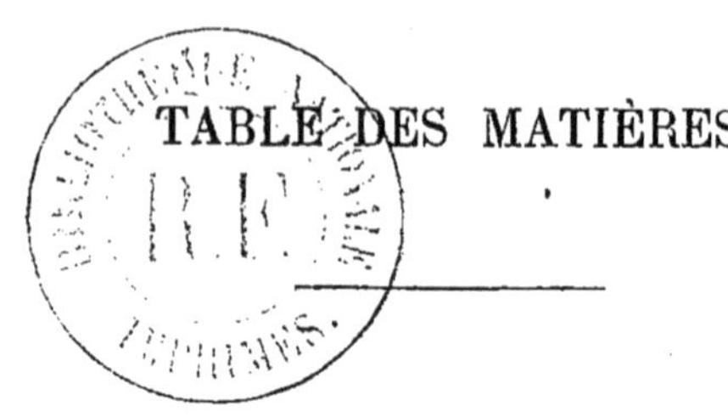

TABLE DES MATIÈRES

Paris. A. PARENT, imprimeur de la Faculté de Médecine, rue Mr-le-Prince, 31.

www.ingramcontent.com/pod-product-compliance
Ingram Content Group UK Ltd.
Pitfield, Milton Keynes, MK11 3LW, UK
UKHW020243220726
13923UKWH00002B/807

9 782019 288792